KNAUR
MENSSANA

Michael Achilles

L-THYROXIN EIN LEBEN LANG?

So findest du heraus, ob es eine Alternative für dich gibt

KNAUR
MENSSANA

Besuchen Sie uns im Internet:
www.mens-sana.de

FSC
www.fsc.org
MIX
Papier | Fördert gute Waldnutzung
FSC® C083411

Originalausgabe April 2026

Ein Imprint der Verlagsgruppe
Droemer Knaur GmbH & Co. KG
Landsberger Straße 346, 80687 München

Redaktion: Ralf Lay
Covergestaltung: Verlagsgruppe Droemer Knaur
Coverabbildung: © Jasmin Weinmann
Illustrationen: © Jasmin Weinman
Satz und Layout: Adobe InDesign im Verlag
Druck und Bindung: CPI books GmbH, Leck
ISBN 978-3-426-56761-6

Kontaktadresse nach EU-Produktsicherheitsverordnung:
produktsicherheit@droemer-knaur.de

2 4 5 3 1

Inhalt

Vorwort

Die Schilddrüse hält unseren Stoffwechsel in Schwung. Tut sie das nicht, weil zum Beispiel eine Unterfunktion besteht, so verordnet der Hausarzt in der Regel den Wirkstoff L-Thyroxin, um sie wieder zum Laufen zu bringen. Das wirkt oft Wunder. Viele Frauen, auch Männer, aber zumeist sind Frauen betroffen, kommen durch die Einnahme von L-Thyroxin wieder zu Energie, sind wacher, nehmen ab und fühlen sich allgemein fitter. Aber nicht alle. Bei einigen Frauen ändert sich durch die Einnahme von L-Thyroxin so gut wie gar nichts – niente. Sie bleiben erschöpft, kämpfen um jedes Kilo oder fühlen sich antriebslos und entwickeln unter L-Thyroxin zudem nicht selten Unruhe, Schlafstörungen oder Herzrasen. Und genau für diese Frauen, die, mal ganz salopp gesagt, mehr Nebenwirkungen als Nutzen von der Einnahme von L-Thyroxin haben, ist dieses Buch geschrieben.

Ich will nicht behaupten, die Schilddrüse im Ganzen zu verstehen, keineswegs, sie ist zu komplex, um sie bis ins letzte Detail zu erfassen. Aber da ich seit gut zehn Jahren eine Schilddrüsenpraxis in Ludwigsburg betreibe und täglich rund zwanzig Patientinnen mit einer Unterfunktion, einer Entzündung oder einem Knoten der Schilddrüse behandle, habe ich schon ein wenig Erfahrung sammeln können, auch wenn es um die richtige Einstellung der Schilddrüse mit Medikamenten wie Eferox, Levothyroxin oder Euthyrox geht, die alle auf dem Wirkstoff L-Thyroxin beruhen.

Dass es diesen Wirkstoff gibt, ist ein großes Verdienst! Wir können den Forschern, die L-Thyroxin zu Beginn des 20. Jahrhunderts isolierten, standardisierten und damit für viele Menschen verfügbar machten, aufrichtig dankbar sein. Absolut. Vielen Menschen geht es mit L-Thyroxin sehr gut. Sie können die deprimierende Schwere einer Unterfunktion der Schilddrüse hinter sich lassen und ihr Leben wieder mit Tatkraft anpacken. Aber eben nicht alle.

Die Schulmedizin konzentriert sich bei der Therapie der Schilddrüse gänzlich auf L-Thyroxin. So ausgeprägt, dass man das Gefühl bekommt, L-Thyroxin sei die Antwort auf Schilddrüsenleiden aller Art. Und da bleiben – bei rund acht Millionen Schilddrüsenpatientinnen allein in Deutschland – nicht gerade wenige Menschen auf der Strecke. Ich kann aus dem Stegreif über fünfzig Patientinnen nennen, denen irgendwann in ihrem Leben – aus meiner Sicht voreilig – L-Thyroxin verschrieben wurde und die erst wieder zu Kraft und Energie kamen, als wir L-Thyroxin absetzten. Und ich kann von mehr als zweitausend Patientinnen berichten, die nach der Umstellung von L-Thyroxin auf ein anderes Präparat wieder ins Leben fanden und regelrecht aufblühten.

Ich erinnere mich zum Beispiel sehr gut an die 53-jährige Frau K., die im April 2023 zu uns in die Praxis kam und sagte, sie sei total erschöpft und zugleich überdreht, und die, nachdem wir von L-Thyroxin 112 mcg (Mikrogramm) auf ein organisches Präparat umgestellt hatten, nach nur sechs Wochen strahlend berichtete, dass sie sich wieder so fühle wie früher, »wach, aber ruhig«. Oder Frau J., eine Achtzehnjährige, die erzählte, dass sie seit der Einnahme von täglich L-Thyroxin 100 unkonzentriert sei und zugenommen habe – und die, nachdem wir L-Thyroxin absetzt hatten, nach acht Wochen berichtete, sie fühle sich »rundum gut« und habe direkt wieder abgenommen.

Das sind zwei eindrückliche Beispiele. Ich nenne sie, um zu zeigen, wie entscheidend die Schilddrüse für unser

Wohlbefinden ist, mehr als jedes andere Organ, und wie sich eine kleine Veränderung in der Therapie der Schilddrüse binnen weniger Wochen auf unser gesamtes Lebensgefühl auswirken kann, seelisch wie auch körperlich. Ich nenne sie nicht, weil ich die Absicht habe, dass Sie nun L-Thyroxin von heute auf morgen im Hauruckverfahren absetzen oder sich irgendwo im Internet eine organische Alternative besorgen und es sich anstelle von L-Thyroxin einwerfen, das nicht. Aber ich weiß auch, wie schwer es ist, sich guten und auch fachlich kompetenten Rat einzuholen. Ich habe täglich Patientinnen, die seit Jahren erfolglos auf der Suche nach einem Arzt sind, der ihre Beschwerden ernst nimmt und sie nicht nur nach einem einzigen Blutwert (TSH) therapiert. Was übrigens viel weniger am Widerwillen der einzelnen Ärzte liegt, ich kenne keinen einzigen, der seinen Patientinnen nicht helfen will. Sondern vielmehr an den nachweislich von Pharmafirmen beeinflussten ärztlichen Leitlinien, die den Ärzten Handlungsempfehlungen aussprechen und die, im Falle der Hypothyreose, ausdrücklich besagen, dass Symptome bei einer Unterfunktion nicht »handlungsweisend« sind und der TSH-Wert das Maß aller Dinge sei. (Was übrigens der Grund dafür ist, warum viele Patientinnen unnötigerweise ein Leben lang L-Thyroxin einnehmen müssen, zulasten nicht nur ihrer Gesundheit, sondern auch unseres Gesundheitssystems.)

Mit diesem Buch möchte ich den Menschen, die an einer Unterfunktion der Schilddrüse leiden und denen es trotz oder gerade wegen der Einnahme von L-Thyroxin nicht gut geht, einen Leitfaden an die Hand geben, der ihnen bei der Einschätzung der eigenen Lage zur Seite stehen soll. Mit dem Ziel, über eine besser laufende Schilddrüse zu mehr Wohlbefinden zu kommen.

Im Zentrum dieses Buchs stehen daher drei Fragen:

1. ob Sie überhaupt L-Thyroxin einnehmen müssen,
2. ob Sie richtig eingestellt sind und
3. ob es für Sie besser wäre, von L-Thyroxin auf ein organisches Präparat umzustellen.

Hierzu blicken wir auf die Funktionsweise der Schilddrüse, gehen auf bekannte und weniger bekannte Wirkstoffe für die Schilddrüse ein, vor allem auf die organischen, und besprechen mit zahlreichen Beispielen aus der Praxis einzelne Handlungsabläufe, die Ihnen einfach erklärt zeigen, wie Sie zum Beispiel die Umstellung auf ein alternatives Präparat angehen können.

Ich stütze mich hierbei auf aktuelle Studien und Forschungen, vor allem aber auf das, was ich seit vielen Jahren im intensiven Austausch mit und von meinen Patientinnen lernen durfte. Und das ist vor allem eins: Für ein Organ wie die Schilddrüse, die so eng mit unserer aktuellen Lebensrealität verknüpft ist, vom Alter über Alltagsbelastung bis hin zu Umwelteinflüssen, gibt es nicht *die* eine Standardtherapie. Es gibt nur eine, und zwar Ihre ganz eigene!

Die Schilddrüse

Sie bringt den Schwung, aber nicht allein

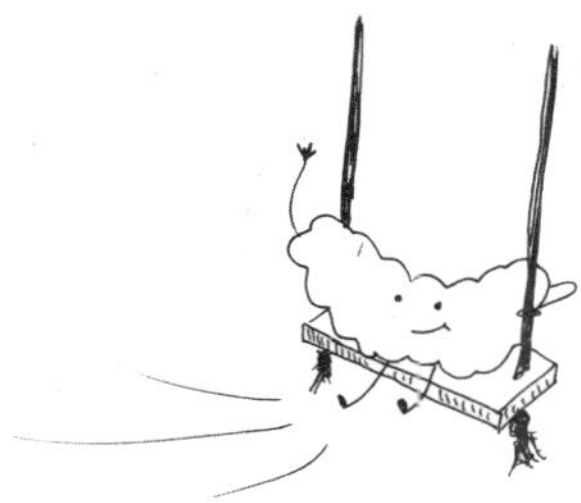

Eine Schilddrüse, die mit L-Thyroxin unterstützt wird, tut wenig oder gar nichts – diese Erkenntnis ist die erste Grundlage dieses Buchs und auch der Kern meiner Arbeit als Schilddrüsentherapeut. Sie ist der Grund, warum es vielen Frauen unter der Einnahme von L-Thyroxin nicht gut geht. Und sie erklärt, weshalb sehr viele Frauen L-Thyroxin zeitlebens einnehmen müssen – und zwar unnötig oder, noch schlimmer, zu ihrem Schaden.

Die Schilddrüse ist eine Dirigentin. Das wissen wir. Sie reguliert mit ihren Schilddrüsenhormonen unseren Stoffwechsel. Wenn sie richtig liegt, dann fühlen wir uns wohl in unserer Haut, sind im Einklang, und wenn nicht, dann liegen alle von unseren rund dreißig Billionen Körperzellen daneben und tun entweder zu viel, was auf eine Überfunktion hinweist, oder zu wenig, was einer Unterfunktion entspricht.

In beiden Fällen bringt uns die Schilddrüse aus dem Lot. Sie hat große Macht und unvergleichlichen Einfluss auf unser Wohlbefinden. Sie ist die Taktgeberin unseres Organismus. Aber sie ist keine Alleinherrscherin. Keineswegs. Sie ist Teil eines ausgeklügelten Steuerungssystems, des sogenannten hormonellen Regelkreises. So wie sie die Zellen unseres Körpers mit Botenstoffen anregt, wird nämlich auch sie selbst mit Steuerungsimpulsen versorgt, und zwar von der Hypophyse alias Hirnanhangsdrüse.

Die Hypophyse ist eine Art Kommandozentrale im Gehirn, die gemeinsam mit dem Hypothalamus – dem Teil des Gehirns, der lebenswichtige Körperfunktionen wie zum Beispiel Hunger und Durst steuert – die hormonproduzierenden Drüsen unseres Körpers »von oben aus« überwacht und lenkt, etwa so, wie vom Tower eines Flughafens aus der Ein- und Abflug geregelt wird. Hierzu misst die Hypophyse im Blut permanent die Pegelstände der Hormone, die die Schilddrüse, aber auch die Nebennieren oder die Geschlechtsdrüsen produzieren, und sendet ihrerseits Botenstoffe aus, um den Drüsen zu signalisieren, dass sie mal ein bisschen langsamer machen oder eine Schippe drauflegen sollen. Den Botenstoff, der hier für die Steuerung der Schilddrüse zuständig ist, kennen Sie wahrscheinlich, es ist *der* Blutwert der Schilddrüse, das Thyreoida-stimulierende Hormon (TSH).

Mit diesem Botenstoff TSH gibt die Hypophyse der Schilddrüse zu verstehen, ob sie die Produktion der Schilddrüsenhormone Trijodthyronin und Thyroxin (fT3 und fT4) hochfahren oder drosseln soll. (Das f in den Abkürzungen steht für »freies«. Im Blut sind die Schilddrüsenhormone meist an Eiweiße gebunden, aber nur der freie Anteil ist biologisch wirksam. Deshalb misst man ihn statt der Gesamtmenge.) Ist der TSH-Spiegel hoch, bedeutet das, die Schilddrüse soll aufs Tempo drücken und mehr fT3 und fT4 produzieren. Ist der TSH-Spiegel aber niedrig, so geschieht das Gegenteil und die Schilddrüse fährt die Produktion runter.

Das ist ein richtig cooles System. Aber es hat auch einen Haken. Denn was geschieht, wenn man Schilddrüsenhormone wie L-Thyroxin zuführt, die dem körpereigenen Thyroxin aufs Atom gleichen? Die Hypophyse oder, bildlich gesprochen, die Leute im Tower denken, dass dieses Thyroxin von der Schilddrüse kommt, und stellen den TSH-Schalter auf »niedrig«, was die Impulse für die Schilddrüse verringert. Mit welcher Folge? Genau: Die Schilddrüse tut weniger oder gar nichts mehr!

Bekannte, doch wenig beachtete Erkenntnisse

Das ist nun keine nobelpreisverdächtige Erkenntnis. Sie steht sozusagen in jedem Schulbuch. Warum sie in der Therapie aber keine Beachtung findet, ist mir ein Rätsel. Es mag aus Gründen der Wirtschaftlichkeit sein. Der Alltag in hausärztlichen Praxen unterliegt starken und nicht beneidenswerten ökonomischen Zwängen. Es mag auch am Einfluss der Pharmaindustrie liegen. Sie verdient mit dem Wirkstoff L-Thyroxin Milliarden. Vielleicht ist es aber auch Bequemlichkeit, ich weiß es nicht. Es ist jedenfalls so, dass sich die Therapie einer bestehenden Schilddrüsenunterfunktion in der Regel auf die quartalsweise oder jährliche Blutabnahme eines Wertes beschränkt, nämlich des TSH-Wertes, der durch den Einfluss des künstlichen Thyroxins auf die Schilddrüse im Grunde nur die Einnahme dieses synthetischen Medikaments abbildet, aber nichts über den Zustand der Schilddrüse verrät und oft auch nur herzlich wenig über das Befinden einer Patientin.

So geschieht es, dass mir mindestens einmal pro Woche eine Patientin im Behandlungszimmer gegenübersitzt, die wegen einer vermeintlichen Unterfunktion seit fünf, zehn oder mehr Jahren L-Thyroxin brav und nach Anweisung des Hausarztes einnimmt, die aber, wenn wir eine Ultraschalluntersuchung machen, auf dem Monitor eine gesunde und vitale Schilddrüse ohne Knoten oder Entzündung zeigt. Das bedeutet, dass die Ursache dieser Unterfunktion nicht in der Schilddrüse zu suchen ist, sondern außerhalb. Das könnte zum Beispiel ein Mangel an Eisen, Jod oder Progesteron sein, denn all das benötigt die Schilddrüse, um gut arbeiten zu können. Und das bedeutet auch, dass sie, wenn die Mängel behoben sind, ihre Schilddrüsenhormone vermutlich wieder aus eigener Kraft selbst produzieren könnte.

Aber, und das wissen wir jetzt, sie bekommt durch die Einnahme des künstlichen Thyroxins keine Impulse mehr, denn die Hypophyse hält dieses künstliche Thyroxin ja weiterhin für das der eigenen Schilddrüse und belässt den TSH-Schalthebel im Tower immerzu auf »niedrig« – auch wenn die Mängel längst ausgeglichen sind. Mit der Folge, dass die Schilddrüse dieser Patientin auf dem Abstellgleis steht und sie das synthetische L-Thyroxin jahre- und jahrzehntelang einnehmen muss – obgleich ihre eigene Schilddrüse ja könnte und die unglaublich komplexe Hormonsynthese mit Sicherheit auch besser leisten würde als das künstliche Monopräparat Thyroxin. Und was ist die Lösung? Was kann ich dieser Patientin raten? Sie vermuten richtig: Ich empfehle ihr, L-Thyroxin zu reduzieren beziehungsweise auszuschleichen. Nur so können wir herausfinden, ob ihre Schilddrüse wieder anspringt und alles aus eigener Kraft schafft.

Die zweite Erkenntnis, die dieses Buch und meine Arbeit als Schilddrüsentherapeut begründet, ist die, dass weder das körpereigene noch das synthetische Thyroxin für sich genommen irgendeine Wirkung hätte. Das ist der Grund, weshalb viele Frauen L-Thyroxin einnehmen, aber nichts davon haben, weil der Wirkstoff, der ja anstelle der eigenen Schilddrüsenhormone Energie in den Körper bringen soll, nicht im Gewebe ankommt. Auch hinter diesem, sagen wir, »Nichtankommen« des Wirkstoffs Thyroxin steht an sich ein ausgeklügeltes System. Die freien Schilddrüsenhormone Thyroxin (fT4) und Trijodthyronin (fT3), die wir ja bereits kennengelernt haben, bestimmen neben vielen anderen Botenstoffen der Schilddrüse, die wir teilweise noch gar nicht kennen, maßgeblich unseren Stoffwechsel. Beide Hormone haben dabei eine klare Rolle: Thyroxin ist das »Speicherhormon« der beiden Botenstoffe der Schilddrüse. Es hat selbst kaum Wirkung und wird, salopp gesagt, auf Vorrat gespeichert und erst bei Bedarf in das aktive Trijodthyronin umgewandelt. Das Trijodthyronin ist also der Botenstoff der Schilddrüse, der auf jede einzelne Zelle unseres Körpers einwirkt und ihr Impulse gibt, um richtig loszulegen. Nur Trijodthyronin erreicht die Kraftwerke unserer Zellen, die Mitochondrien. Thyroxin nicht.

Dieser Prozess, also die Abspaltung eines Jodatoms von fT4 zu fT3, wird »Dejodase« genannt oder auch »Konversion« beziehungsweise »Umwandlung«. Sie findet zum Teil in der Schilddrüse statt, vor allem aber in der Leber; und sie funktioniert nur, wenn die Selenvorräte im Körper stimmen. Das ist also ein nicht unkomplizierter Prozess, der in verschiedenen Organen abläuft. Es kann also auch mal was schiefgehen. Und dann? Was ist zum Beispiel bei einer Patientin, die wegen einer Unterfunktion der Schilddrüse L-Thyroxin nimmt, aber durch eine Operation oder lange bestehende Hashimoto-Thyreoiditis gar keine Schilddrüse mehr hat? Oder deren Leber geschädigt ist? Sie vermuten richtig: Das L-Thyroxin, das sie einnimmt, wird nicht in das aktive Schilddrüsenhormon fT3 umgewandelt. Ihre Zellen, die nur auf fT3 reagieren, bekommen also keine Impulse und hängen, um es mal so zu sagen, faul rum. Die Folge sind Müdigkeit, Gewichtszunahme, Verstopfung oder depressive Verstimmtheit. Die Einnahme von L-Thyroxin ist für diese Patientin also umsonst, ihr bringt es nichts, und wenn es schlecht läuft, hat sie auch noch mit den Nebenwirkungen von L-Thyroxin zu kämpfen, nämlich Schlafstörungen, Unruhe oder einem stärkeren Knochenabbau mit der Folge einer Osteoporose.

Und das Ganze fällt nicht mal auf, denn da vor allem das Thyroxin die TSH-Produktion der Hypophyse beeinflusst und in der Regel – entlang den Leitlinien – nur der TSH-Spiegel in der Blutabnahme bestimmt wird, bleibt diese symptomatisch eindeutige Unterfunktion der Schilddrüse unerkannt: wenn es blöd läuft, über Jahre und Jahrzehnte. Und was können wir tun? Anstelle von L-Thyroxin ein organisches Schilddrüsenextrakt von Schwein oder Rind einnehmen. Denn es enthält nicht nur viele wertvolle Botenstoffe, die die gesunde Schilddrüse eines jeden Säugetiers produziert, sondern auch aktives fT3. Und das wirkt dann direkt auf die Zellen und bringt sie in Schwung.

Kein Feldzug gegen L-Thyroxin

Ich muss noch einmal deutlich machen, dass ich nichts gegen L-Thyroxin an sich habe. Ich habe 2016 auch nicht meine Schilddrüsenpraxis eröffnet, um einen Feldzug gegen das Medikament zu führen. Im Gegenteil: Als ich begann, hielt ich mich streng an die schulmedizinischen Vorgaben und hätte weder Mut noch ausreichend Erfahrung, um die Verordnungen eines Arztes infrage zu stellen – ich bin nur ein Heilpraktiker! Ich therapierte, mal abgesehen von ein paar alternativmedizinischen Ausflügen, entlang den vorgegebenen Parametern, orientierte mich bei der Blutabnahme an den Normwerten und hielt L-Thyroxin für *ein* unersetzliches Medikament bei einer Unterfunktion der Schilddrüse. Das ist es auch weiterhin. L-Thyroxin ist das Mittel der Wahl bei einer Hypothyreose. Es hilft Millionen von Menschen aus dem Tal einer Unterfunktion der Schilddrüse.

Aber inzwischen, nach rund zehn Jahren Schilddrüsenpraxis und um die Erfahrung von über dreitausend Patientinnen reicher, ist L-Thyroxin für mich nicht mehr alternativlos. Keineswegs. Es ist ein gutes Präparat für sehr viele Betroffene, doch für mindestens ein Viertel der Patientinnen mit einer Unterfunktion der Schilddrüse nicht das geeignete Präparat, entweder weil sie gar keine Unterstützung für die Schilddrüse bräuchten oder weil ein Präparat mit aktivem fT3, bestenfalls organisches Schilddrüsenextrakt, für sie besser wäre.

Diese Einschätzung ist übrigens nicht nur »auf meinem Mist gewachsen«. Es gibt zahlreiche Therapeutinnen und Therapeuten, die ähnliche Erfahrungen machen, ganz zu schweigen von sehr vielen Patientinnen. Und es gibt auch Studien, die diesen Weg bestätigen, so zum Beispiel eine Metastudie aus dem Jahr 2019, bei der ein Forscherteam 21 Studien untersuchte und herausfand, dass sich der TSH-Spiegel bei 62 Prozent der Probandinnen und Probanden mit einer Unterfunktion der Schilddrüse auch ohne die Einnahme von L-Thyroxin normalisierte und es zudem denjenigen, die L-Thyroxin einnahmen, im Schnitt weder besser noch schlechter ging als denen, die entweder gar nichts oder ein Placebopräparat eingenommen hatten.[1] Und damit nicht genug: L-Thyroxin kann auch schaden! So zeigt eine Studie aus dem Jahr 2024, dass L-Thyroxin sogar bei Einhalt der aktuellen Richtlinien für einen erhöhten Knochenschwund bei älteren Patientinnen verantwortlich sein kann.[2] Oder eine zu hohe oder zu niedrige Dosierung von L-Thyroxin erhöhe, wie die ehemalige Chefredakteurin der Schweizer *Medical Tribune* Birgit Maronde 2023 in einem lesenswerten Artikel schreibt, das kardiovaskuläre Sterblichkeitsrisiko vor allem bei älteren Menschen.[3]

Die Bedeutung der Anamnese

Es ist also an der Zeit, dass wir uns auf den Weg machen! Ich selbst orientiere mich in der Praxis bei Behandlungen vor allem an der Anamnese, also dem Gespräch, das ich mit Patientinnen führe. Natürlich nehme ich auch Blut ab und mache Ultraschalluntersuchungen der Schilddrüse, um zu prüfen, ob eine Entzündung oder ein Knoten vorliegt, in erster Linie verlasse ich mich aber auf die Angaben, die eine Patientin macht – zu ihren Beschwerden, zu ihrem Alter, zu Medikamenten und, nicht zuletzt, zur aktuellen Lebenssituation.

Das klingt weitläufig, ja scheinbar unpräzise. Aber das ist es keineswegs. Denn wir dürfen nicht vergessen, dass unsere Hormone unseren Alltag widerspiegeln oder, andersherum gedacht, nicht von unserem Alltag zu trennen sind. Sie reagieren sehr empfindlich auf Einflüsse von außen, auf Stress, Umweltbedingungen oder unsere Ernährungssituation und verändern so das *Ambiente,* in dem eine Schilddrüse interagiert. Und das erst führt uns therapeutisch auf den Weg zur Ursache einer vermeintlichen Funktionsstörung der Schilddrüse.

Wir können uns als Beispiel ja mal eine Frau vorstellen, die eine Unterfunktion der Schilddrüse hat, mit all den Beschwerden wie Erschöpfung, Gewichtszunahme und Verstopfung, die aber weder im Blut einen Mangel an Vitalstoffen der Schilddrüse zeigt noch im Ultraschall eine auffällige Schilddrüse hat. Da kommen wir mit den geläufigen Parametern nicht weiter. Erst wenn wir ins Gespräch gehen und sich zeigt, dass sich diese Frau, das nehmen wir mal an, zwischen Job, Ehemann und Kindern aufarbeitet, also unentwegt unter Strom steht – und mit dieser Situation auch nicht zufrieden ist –, können wir die Schemen der Ursache ihrer Unterfunktion erkennen. Und die liegt nicht in der Schilddrüse selbst, sondern vielmehr in der Nebenniere und einem Cortisolüberschuss beziehungsweise einem Progesteronmangel.

Hä? Und warum? Weil die Nebenniere in stressigen Zeiten sehr viel von unserem Stresshormon Cortisol produziert und ein hoher Cortisolspiegel nachweislich die Produktion der Schilddrüsenhormone fT3 und fT4 hemmt und zudem den Progesteronspiegel senkt, was unsere Schilddrüse ebenfalls belastet.

Falls Sie jetzt denken: »O Gott, ist das kompliziert« – keine Angst, wir sehen uns das noch genauer an. Mit der standardmäßigen Gabe von L-Thyroxin ist unserer Frau jedenfalls nicht geholfen, wir müssen vielmehr ihre Nebenniere behandeln (und sie ihre Lebenssituation), um ihre Schilddrüse zu heilen. Und das sagen uns keine Blutwerte, das finden wir nur in einer gründlichen Anamnese heraus, mit der wir, ähnlich wie bei einem Puzzlespiel, der Ursache einer Funktionsstörung der Schilddrüse auf den Leib rücken.

Und da ich Ihnen mit diesem Buch eine »Gebrauchsanweisung« an die Hand geben will, mit der Sie selbst kritisch hinterfragen können, was die richtige Therapie für Sie und Ihre Schilddrüse ist, möchte ich Sie mit ein paar Basics zur Schilddrüse und allem Drumherum ausstatten, ehe es ans Eingemachte geht. Ich weiß, das ist etwas dröge, aber meiner Erfahrung nach ist das Verstehen einer Krankheit und all ihrer Zusammenhänge schon die halbe Miete auf dem Weg zur Gesundung. Und versprochen: Im weiteren Verlauf des Buchs kümmern wir uns ganz konkret und mit zahlreichen Beispielen darum, wie Sie L-Thyroxin loswerden beziehungsweise auf ein anderes Präparat umstellen können. Oder auch nicht. Jetzt brauchen wir aber erst mal gutes Know-how – mit dem Ziel, dass Sie das, was wir in der Praxis bei einer Anamnese machen, an sich selbst üben können, nämlich eine »Selbstanamnese«. Für den Beginn sehen wir uns an, wie wir eine Hyp*o*- von einer Hyp*er*thyreose unterscheiden können. Auf geht's!

Hypo- oder Hyperthyreose?

Woran merke ich, ob ich eine Unter- oder Überfunktion der Schilddrüse habe?

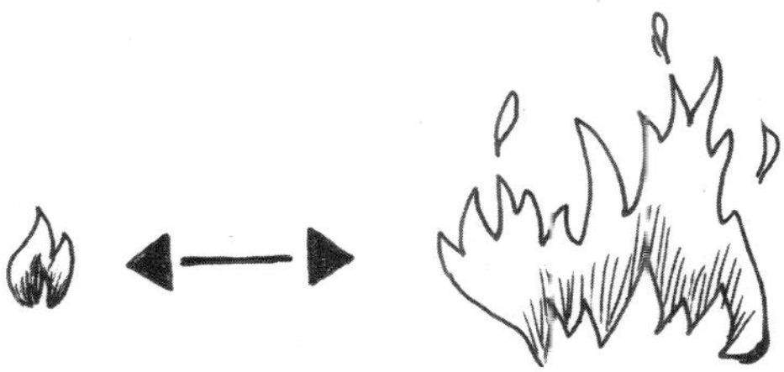

Bei einer *Hypo*thyreose erhält jede Zelle unseres Organismus *zu wenig* Impulse von der Schilddrüse, der Stoffwechsel läuft auf Sparflamme. Bei einer *Hyper*thyreose erhalten alle Zellen unseres Körpers *zu viele* Impulse von der Schilddrüse, der Stoffwechsel läuft auch Hochtouren. Eine Unter- von einer Überfunktion der Schilddrüse unterscheiden zu können, scheint eine klare Sache zu sein. Aber ganz so einfach ist es nicht, vor allem wenn wir uns auf unsere Selbstbeobachtung verlassen müssen. Einige Beschwerden können sowohl bei einer Unter- als auch bei einer Überfunktion der Schilddrüse auftreten und einen auf die falsche Fährte locken. So können Erschöpfung, Haarausfall, schlechter Schlaf, Konzentrationsstörungen und sogar die Gewichtszunahme Folgen einer Hypo- ebenso wie einer Hyperthyreose sein.

Da es rund um die Schilddrüse – oder vielmehr die Hormone allgemein – häufig vorkommt, dass wir keine klaren Grenzen ziehen können und oft ratlos vor unseren sich überlagernden Symptomen hocken, habe ich Ihnen für zentrale Punkte der Selbstanamnese jeweils einen Spickzettel geschrieben, der Ihnen bei der Einordnung Ihrer Beschwerden behilflich sein möge. Er enthält Beobachtungen, die ich täglich in der Praxis mache und über die Zeit zusammengetragen habe. Es geht darin um den ersten Eindruck, Auffälliges bei Untersuchungen, um Aussagen von Patientinnen oder – last, but not least – um die klassische Diagnostik.

Das Herz-Kreislauf-System

Bei einer Hypothyreose ist der Puls zumeist niedrig, was aber kaum störend auffällt, der Blutdruck ist indifferent. Ich erkenne in der Praxis jedenfalls kein Muster, obgleich es bei niedrigem Puls logischerweise zu erhöhtem Blutdruck kommen müsste, um durch die Verengung der Gefäße jede Zelle ausreichend mit Sauerstoff versorgen zu können. Eine Ausnahme besteht, wenn zu hoch dosiertes L-Thyroxin eingenommen wird: Dann können auch bei einer diagnostizierten Hypothyreose Puls und Blutdruck erhöht sein!

Viel deutlicher lässt sich hier die Hyperthyreose erkennen. So gut wie immer stelle ich bei Patientinnen mit einer Überfunktion einen erhöhten Puls fest; und das ist auch häufig das Erste, was Patientinnen bei sich bemerken. »Das Herz rast und schlägt bis in den Hals«, berichten viele. Ich messe hier häufig einen Puls von hundert Schlägen pro Minute und drüber. Der Blutdruck ist eher erhöht, vor allem der obere Wert, der systolische. Das muss aber nicht so sein.

Haut, Haare, Nägel

Der Haarausfall ist einer der häufigsten Gründe, warum Patientinnen wegen einer Funktionsstörung der Schilddrüse zu uns in die Praxis kommen. Er kann sowohl bei einer Unter- wie auch bei einer Überfunktion auftreten.

Ein Kriterium, wie er sich einer Funktionsstörung der Schilddrüse zuordnen lässt, ist die Art und Weise des Haarverlusts:

1. Bei einer Hypothyreose berichten viele Patientinnen von »büschelweisem« Ausfall oder sagen, morgens hätten sie ganze Haarbüschel im Kamm hängen. Das liegt am verlangsamten Wachstum des Haares, was es auch spröde macht.
2. Bei einer Überfunktion werden die Haare dünner und fallen gleichmäßig aus. Das liegt am beschleunigten Wachstum. Eine Patientin, an die ich mich gut erinnere, sagte hierzu, ihre Überfunktion sei ihr aufgefallen, weil ihr Haar so dünn wurde, dass die Frisur nicht mehr hielt.

Die Haut ist bei einer Unterfunktion trocken und neigt aufgrund des trägen Stoffwechsels zu Wassereinlagerungen. Nicht selten zeigen mir Patientinnen mit einer Unterfunktion den Abdruck in der Haut am Unterschenkel, der entsteht, wenn sie ihre Socken in den Knöchel schieben. (Das für eine Unterfunktion typische Myxödem, eine Einlagerung von Bindegewebe in den Unterschenkeln beziehungsweise am Schienbein, habe ich bisher nur einmal erlebt. Es ist also wohl eher selten.)

Patientinnen mit einer Überfunktion kommen häufig mit rosig erröteter Gesichtsfarbe in die Praxis, so als hätten sie gerade einen Marathon absolviert. Wenn wir uns zur Begrüßung die Hände geben, sind sie warm, manchmal feucht –

und bei starker Überfunktion zittern oder beben sie. Eine Patientin sagte hier: »Ich kann mir überhaupt gar keinen Kaffee mehr einschenken, ich verschütte die Hälfte, so sehr zittere ich.«

Brüchige Nägel treten häufig bei einer Unterfunktion der Schilddrüse auf. Im Zusammenhang mit einer Überfunktion habe ich hier bisher keine Erfahrungen machen können.

Nervensystem und Psyche

Bei einer Unterfunktion der Schilddrüse kommt es häufig zu Konzentrationsstörungen, Vergesslichkeit und einer Art »Brainfog« (»Gehirnnebel«), einer Benommenheit, die viele Patientinnen mit »Watte im Kopf«, als »Brummen« oder »wie unter Wasser« beschreiben. Zudem fehlt es an Antrieb, häufig höre ich »allgemeine Unlust« und nicht selten »Ich bin ganz depressiv geworden« oder »Ich verzweifle an mir selbst«. Fast immer werden Müdigkeit und/oder Erschöpfung genannt. Diese sind im Vergleich mit einer Müdigkeit, die von der Nebenniere kommt, eher flächig und über den ganzen Tag verteilt.

Weiter fällt mir auf, dass Patientinnen mit Unterfunktion der Schilddrüse häufig von einer gewissen Sehnsucht berichten, von dem Wunsch nach Aufbruch oder Veränderung.

Patientinnen mit einer ausgeprägten Überfunktion sind eher auf das Hier und Jetzt bezogen, weniger auf etwas in der Ferne Liegendes. Sie wünschen sich Ruhe, Rückzug und Ausgleich, und zwar sofort. Die Überfunktion treibt sie oftmals regelrecht vor sich her. Sie berichten von Unruhe, Schlaflosigkeit, Hitze und einem Zustand der »Getriebenheit«.

Das kann auch bei einer stressbedingten Überreizung der

Nebenniere auftreten, hier ist es aber eher situativ, während es bei einer Überfunktion der Schilddrüse, vor allem bei Morbus Basedow, ein dauerhafter Zustand ist: rund um die Uhr. Was auch zu Erschöpfung führt, aber nicht wie bei einer Unterfunktion zu einer eher depressiv-schwermütigen, sondern zu einer verzweifelten. »Ich kann nicht mehr«, sagte eine Patientin mit einem Basedow mal in der Anamnese und wiederholte das mehrmals: »Ich kann nicht mehr. Ich kann einfach nicht mehr …!«

Sehr häufig, ich würde sogar sagen: fast immer, gelangen wir beim ersten oder bei einem weiteren Termin bei einer Überfunktion der Schilddrüse zu einem Auslöser der Erkrankung, und der dreht sich so gut wie immer um eine Stressbelastung – vor allem eine emotionale. Das bestätigen auch Studien, so etwa eine Metaanalyse aus dem Jahr 2023 mit über zweitausend Teilnehmerinnen und Teilnehmern.[4] Demnach entsteht ein Morbus Basedow in der Regel aus einem Zusammentreffen von genetischer Disposition und akut auftretender Stressbelastung. (Bei Basedow können zudem die Augen hervortreten – das ist die sogenannte endokrine Orbitopathie –, was die Verzweiflung oft noch vielfach verstärkt.)

Der Stoffwechsel (Metabolismus)

Bei einer Hypothyreose läuft der Stoffwechsel langsam. Zwei Kardinalsymptome der Unterfunktion der Schilddrüse sind Verstopfung und Gewichtszunahme. Ich höre in der Anamnese häufig Sätze wie »Wenn ich alle drei Tage mal aufs Klo gehen kann, bin ich schon froh« oder »Ich brauche einen Kuchen nur anzusehen und schon habe ich zwei Kilo drauf«.

Diese Verlangsamung des Stoffwechsels kann übrigens auch zu einer Erhöhung des Cholesterinspiegels führen. Denn ist der Metabolismus lahm, so vermindert sich auch die Aufnahme von Cholesterin in die Leber und wird weniger in Gallensäure umgewandelt und ausgeschieden. Sie steigt folglich im Blut.

Die Hyperthyreose geht typischerweise mit einem beschleunigten Stoffwechsel einher, was viele Patientinnen zunächst eher positiv empfinden. »Wow«, sagte mal eine Patientin, als sie über ihren Basedow berichtete. »Ich konnte mal wieder so richtig aufs Klo. Die Verstopfung war passé!« Oder eine andere (mit Augenzwinkern): »Die fünf Kilo weniger habe ich gern in Kauf genommen.«

Die Anfangseuphorie weicht aber in den meisten Fällen, denn vor allem der bei einer Überfunktion auftretende Durchfall kann quälen. So manche Patientin kommt im wahrsten Sinne gar nicht mehr runter von der Toilette. Der beschleunigte Stoffwechsel kann zudem auch zu einem verstärkten Abbau der Knochenstruktur führen – die Hyperthyreose (oder zu hoch dosiertes L-Thyroxin) kann das Entstehen einer Osteoporose begünstigen.

Da der Stoffwechsel unsere Körpertemperatur beeinflusst, haben Patientinnen mit einer Hypothyreose häufig eine zu niedrige Temperatur. Sie frieren und sagen in der Anamnese typischerweise Sätze wie »Ich brauche abends immer eine Wärmflasche, sonst werden meine Füße im Bett nie warm« oder »Wenn alle anderen schon im Kleidchen unterwegs sind, trage ich noch einen Schal um den Hals«.

Im Gegensatz dazu steht die Hyperthyreose: Patientinnen mit einer Überfunktion frieren nicht und mögen auch keine Wärme. Ihnen ist die Kälte lieber. Sie sind oft im November noch im T-Shirt unterwegs und fallen auf, weil sie – kaum haben sie einen Raum betreten – das Fenster zum Lüften aufreißen. Im Unterschied zu Hitzewallungen im Rahmen der Wechseljahre ist die Wärme bei ihnen flächig über den Tag verteilt, also mehr oder minder permanent da, und tritt nicht wie bei Hitzewallungen in Schüben mit oftmals nachfolgender Kälte auf.

CHECK

Die Funktion der Schilddrüse über die Körpertemperatur bestimmen

Wenn Sie Ihre Körpertemperatur messen, können Sie Ihre Schilddrüsenfunktion einschätzen. Diese einfache, aber klinisch aussagekräftige Methode geht auf den amerikanischen Arzt Dr. Broda Otto Barnes zurück. Ich nutze sie in der Praxis etwas abgeändert, und zwar wie folgt:

Wann?

- Viermal täglich an mindestens drei aufeinanderfolgenden Tagen (morgens direkt nach dem Aufwachen, vormittags, nachmittags, abends im Bett).
- Frauen im Zyklus: in der ersten Zyklushälfte.
- Wenn Sie keinen Zyklus haben: an beliebig aufeinanderfolgenden Tagen.

Wie?

- Verwenden Sie ein genaues Digital- oder Quecksilberthermometer.
- Messen Sie unter der Zunge.
- Berechnen Sie aus den Messungen den Durchschnittswert.

Was?

- Eine Körpertemperatur unter 36,4 Grad spricht für eine Unterfunktion.
- Eine Körpertemperatur zwischen 36,4 und 36,8 Grad ist unauffällig.
- Eine Körpertemperatur über 36,8 Grad schließt in der Regel eine Hypothyreose aus.

Wichtig: Infekte, Fieber, Anstrengung und Stress können das Ergebnis verfälschen.

Die klassische Diagnostik

In der Regel lassen sich eine Unter- und eine Überfunktion sehr deutlich in den Blutwerten unterscheiden. Während bei einer Hypothyreose der TSH-Spiegel erhöht und die peripheren Schilddrüsenhormone fT3 und fT4 niedrig bis zu niedrig sind, zeigt sich eine Hyperthyreose gewöhnlich mit einem unterdrückten, also zu niedrigen bis gar nicht messbaren TSH-Wert und erhöhten peripheren Schilddrüsenhormonen fT3 und fT4.

Es gibt aber auch hier vielfältige Schattierungen und Einzelfälle, die die Regel widerlegen. Daher sind in unserer Praxis die Blutwerte neben dem Beschwerdebild, der Körpertemperatur und dem Ultraschallbefund ein Kriterium der Diagnostik – aber auch nicht mehr.

Zwei Faustregeln zur Beurteilung der Blutwerte möchte ich Ihnen hier gern mitgeben:

1. Wenn Sie sich müde, schlapp und/oder träge fühlen und Ihr fT3-Wert im unteren Drittel der Referenz liegt, spricht das für eine verlangsamte Stoffwechsellage, also für eine Hypothyreose. Oder anders ausgedrückt: Dann ist es auf jeden Fall einen Versuch wert, die Schilddrüse anzuregen, um den Stoffwechsel zu beschleunigen. (So machen wir die Therapie auch zur Diagnostik, denn wenn es klappt, wissen wir, dass die Schilddrüse die Bremse war.)
2. Wenn Sie sich trotz Einnahme von L-Thyroxin müde, schlapp und/oder träge fühlen, zudem der fT4-Spiegel im oberen Drittel der Referenz, der fT3-Spiegel aber im unteren Drittel liegt, spricht das dafür, dass von dem L-Thyroxin wenig in Ihrem Körper ankommt und eine Umstellung oder je nach Verfassung der Schilddrüse das Absetzen von L-Thyroxin sinnvoll erscheint.

Die Basics

Was wir für die Selbstanamnese brauchen

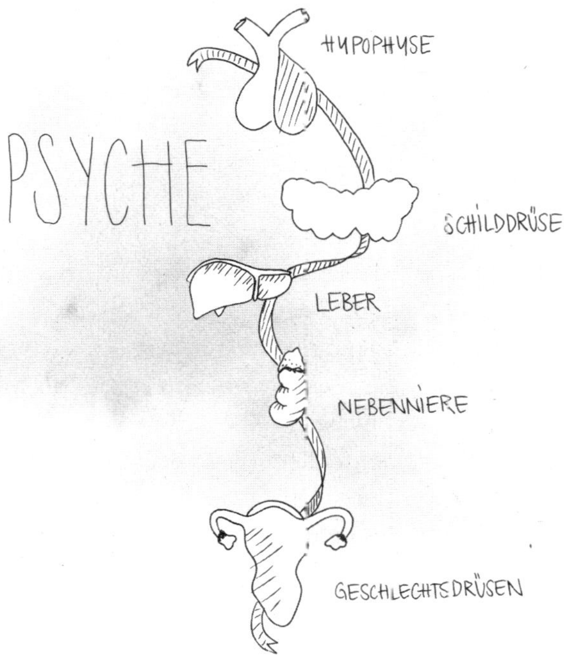

Im vorigen Kapitel haben wir schon gesehen, dass die Synthese der Schilddrüsenhormone ziemlich kompliziert ist und dass zahlreiche Organe daran beteiligt sind. Wie bei vielen derart komplexen Prozessen kann da auch mal was danebengehen und zu einer Funktionsstörung der Schilddrüse führen, in unserem Fall zu einer Hypothyreose. Daher wollen wir in diesem Kapitel einen genauen Blick auf die Mitspieler der Schilddrüse werfen, die alle auf ihre Art einen Beitrag leisten, damit aus der Aminosäure Tyrosin und dem Spurenelement Jod, die die

Hauptbestandteile eines Schilddrüsenhormons ausmachen, am Ende eines langen Synthesewegs tatsächlich ein fertiges Trijodthyronin (fT3) wird, das an unsere Zellen andockt und sie mit Energie versorgt. Oder diesen Prozess stört.

Begehen möchte ich diese *Reise* von oben nach unten, von der Hypophyse, die der Ausgangspunkt der Synthese ist, über die Schilddrüse und Leber bis hin zur Nebenniere und den Geschlechtsdrüsen, sodass wir am Ende diese »Orte« und »Substanzen« kennen, die die Ursache für ein Zuwenig an Schilddrüsenhormonen im Organismus sein können.

Die Hypophyse und der Hypothalamus

Die Hypophyse und ihren Kollegen, den Hypothalamus, haben wir als die Kommandozentrale im Gehirn schon kennengelernt. Der Hypothalamus ist *das* Regulationszentrum. Er steuert unter anderem Atmung, Kreislauf und Körpertemperatur und gemeinsam mit der Hypophyse auch das Hormonsystem. Sie sind die Funktionseinheit, die uns hormonell durch den Alltag führt und ihr Bestes gibt, um uns in Balance zu halten.

Kennen Sie den Animationsfilm *Alles steht Kopf*? Darin navigieren bunte Figuren in einer Schaltzentrale des Gehirns das Mädchen Riley mit Freude, Wut, Angst und Trauer durchs Leben und kriegen sich dabei ordentlich in die Haare: Sie streiten, diskutieren, verfeinden sich oder bilden Allianzen. Um am Ende dann doch die richtige Emotion zur richtigen Zeit zu liefern.

So oder, na ja, so ähnlich machen das auch die Hypophyse und der Hypothalamus, nur eben nicht mit Emotionen, sondern mit Hormonen. Sie sind die oberste Ebene unseres Hormonsystems. Hier laufen alle Fäden zusammen: Die

Hypophyse und der Hypothalamus messen die Pegelstände der Hormone im Blut und geben ihrerseits Kommandos aus, um die Hormondrüsen je nach Bedarf zu bremsen oder anzuregen. So kontrollieren sie neben der Schilddrüse auch die Nebennieren und die Geschlechtsdrüsen und bestimmen auf diesem Weg über unser Wachstum, unseren Stoffwechsel oder unser Sexualverhalten.

Zu ihren Kommandos gehört zum Beispiel »ACTH« (*a*drenoo*c*ortico*t*ropes *H*ormon). Wenn Sie schon einmal bei einem Endokrinologen waren, kennen Sie diesen kryptischen Blutwert vielleicht oder Sie haben ihn mal gegoogelt. Dahinter verbirgt sich ein Hormon, das die Hypophyse produziert, um der Nebenniere zu signalisieren, dass sie mehr Cortisol bilden soll – zum Beispiel wenn wir im Clinch mit unserem Nachbarn liegen oder Stress mit unserer Chefin haben. Oder »FSH« (follikelstimulierendes Hormon) und »LH« (luteinisierendes Hormon). Das sind die Hormone, die unseren Geschlechtsdrüsen sagen, dass sie mehr Östrogen beziehungsweise Progesteron produzieren sollen. Dies beeinflusst den Eisprung oder allgemein den Zyklus der Frau. Und dann gibt es natürlich das TSH, das Thyreoida-stimulierende Hormon, das die Schilddrüse davon überzeugen soll, mehr Hormone zu produzieren. Und damit wird es nun für uns interessant, denn auch hier – gewissermaßen auf der höchsten Führungsebene – kann die Ursache einer Unterfunktion der Schilddrüse liegen oder, anders gesagt, es sich begründen, dass wir uns so fühlen, als hätten wir eine Unterfunktion mit dauerhafter Müdigkeit, Verstopfung, Gewichtszunahme und dergleichen mehr.

Die Hypophyse selbst ist selten der Grund. Zwar gibt es Erkrankungen der Hirnanhangsdrüse, etwa gutartige Tumoren, die an den Endorganen für zu viel oder zu wenig Hormonproduktion sorgen, so zum Beispiel ein Prolaktinom, das unter anderem zu Zyklusstörungen führen kann. Die

Schilddrüse ist davon aber selten bis so gut wie gar nicht betroffen. Wenn die Hypophyse ursächlich mit an einer Unterfunktion der Schilddrüse beteiligt ist, dann liegt das vor allem an zwei Punkten: daran, dass die Hypophyse im Blut ausschließlich Thyroxin (fT4) misst, nicht aber Trijodthyronin (fT3), und am TSH selbst, das nicht so verlässlich die Schilddrüsenfunktion wiedergibt wie angenommen oder landläufig behauptet.

Lassen Sie uns das ansehen: Die Hypophyse misst im Blut das Thyroxin und reguliert anhand des Spiegels die Leistung der Schilddrüse. Wie wir schon erfahren haben, hat das Thyroxin selbst keine oder fast keine Wirkung auf den Stoffwechsel, das hat nur Trijodthyronin (fT3). Das heißt, der TSH-Wert ist so gut wie ausschließlich vom Thyroxinspiegel abhängig, gibt mir aber nicht Auskunft darüber, ob die Schilddrüsenhormone auch bei den Zellen ankommen. Angenommen, Sie nehmen Thyroxin, so bedeutet dies, dass in der gängigen Blutanalyse lediglich ein von synthetischem Thyroxin beeinflusster TSH-Wert bestimmt wird, nicht aber die tatsächliche Aktivierung des Stoffwechsels. Hierfür nämlich wäre zwingend der fT3-Spiegel nötig.

So kommt es vor, dass Patientinnen jahrelang trotz unauffälligem TSH und fT4 an hypothyreoten Beschwerden leiden. Ein Beispiel: Im Frühjahr 2024 kam eine Frau von 39 Jahren zu uns in die Praxis und klagte trotz (oder wegen) der Einnahme von L-Thyroxin 75 über Gewichtszunahme und Müdigkeit bei gleichzeitiger Unruhe und Herzklopfen und berichtete, ihr Endokrinologe habe gesagt, dass sie mit ihren Beschwerden – ich zitiere – »zum Psychiater gehen solle, denn an der Schilddrüse könne es nicht liegen«. Als wir uns ihre Blutwerte der letzten Jahre ansahen, fiel auch nichts auf. Der TSH-Wert lag immerzu in einem optimalen Bereich, so um die 1 (Referenz: 0,27 und 4,2 mU/l; die Abkürzung mU/l steht für »Milli-Units pro Liter«; 1 mU/l = 0,001 internationale Einheiten [IE] pro Liter). Entlang den ärztlichen Leitlinien hatte ihr Arzt also recht. Aber interessieren uns die Leitlinien, eine statistische Größe, wenn es uns nicht gut geht?

Wir orientierten uns – wie auch von vielen, vor allem Labor- und guten Hausärzten[5] empfohlen und praktiziert – am Beschwerdebild und forschten weiter. Und siehe da: Als wir bei der jungen Frau Blut abnahmen, fanden wir bei weiterhin gutem TSH-Wert einen erhöhten fT4-Wert (fT4 24,4 pmol/l [Referenz: 12–22 pmol/l]) und einen niedrig normalen fT3-Wert (fT3 4,4 pmol/l [Referenz: 3,1–6,8 pmol/l]). (Die Abkürzung pmol/l steht für »Pikomol pro Liter« [1 Pikomol = 10^{-12} Mol]. Die Einheit zeigt, wie viele Moleküle des Hormons in einem Liter Blut vorkommen; es ist hier also eine sehr kleine Stoffmenge.) Von dem Thyroxin kam also wenig im Gewebe an (außer Unruhe durch Überdosierung von L-Thyroxin). Als wir dann von L-Thyroxin auf ein organisches Schilddrüsenpräparat umstellten, zudem eine antientzündliche Therapie starteten, denn sie hatte eine Hashimoto, sahen ihre Werte nach acht Wochen so aus: TSH 1,43 (Referenz: 0,27 und 4,2 mU/l), fT4 15,5 pmol/l (Referenz: 12–22 pmol/l), fT3 6,2 pmol/l (Referenz: 3,1–6,8 pmol/l). Und es ging ihr, ich zitiere wieder, »um Welten besser«. Sie berichtete von mehr Energie und weniger Unruhe. Sie habe kein Herzklopfen und, das sei ihr auch noch aufgefallen, sie schlafe deutlich besser – was sicher nichts mit ihrer Psyche zu tun hat.

Das ist ein eindrückliches Beispiel, aber keineswegs ein Einzelfall. Wir haben täglich Patientinnen, denen es ähnlich geht. Und das zeigt, dass wir uns nicht allein auf den in der klassisch-schulmedizinischen Diagnostik so emporgehobenen TSH-Wert verlassen sollten. Vor allem dann, wenn es unter der Einnahme von L-Thyroxin nicht zur erwünschten Stoffwechselaktivierung kommt, sondern zu Unruhe oder

Schlafstörungen. Dann nämlich haben wir häufig ein Bild wie bei dem Beispiel von eben: hohes oder erhöhtes fT4 und niedrig normales bis zu niedriges fT3. Und was lernen wir daraus? Genau: Wenn wir, insbesondere bei Einnahme von L-Thyroxin, unsere Schilddrüsenfunktion im Blut prüfen, so gehören da definitiv die peripheren Schilddrüsenhormone fT3 und fT4 dazu. Vor allem fT3!

Nun zum TSH selbst. Er ist die Botschaft, die die Hypophyse an die Schilddrüse sendet, um sie zu steuern. Obgleich es zahlreiche Studien gibt, die zeigen, dass der TSH-Wert nur unzureichend das klinische Beschwerdebild von Patientinnen wiedergibt, ist er noch immer der sogenannte Goldstandard in der Schilddrüsentherapie und wird auch als solcher in den ärztlichen Leitlinien aufgeführt. Zwar gibt es zahlreiche Ärzte – so zum Beispiel den Endokrinologen Prof. Dr. Helmut Schatz,[6] der den Kurznachrichtendienst der Deutschen Gesellschaft für Endokrinologie führt –, die beständig appellieren, dass sich die Schilddrüsendiagnostik nicht allein auf den TSH-Spiegel stützen darf, aber in der Praxis ist das längst nicht in der Breite angekommen. Im Gegenteil: Der TSH-Wert hat in der schulmedizinischen Schilddrüsentherapie fast sakrale Bedeutung! Und das, obgleich er längst nicht so stabil ist wie angenommen. Er unterliegt zahlreichen Störfaktoren.

So ist der TSH-Wert abends und nachts um 50 bis 100 Prozent höher als tagsüber und zeigt zudem eine deutliche jahreszeitliche Schwankung: Im Januar und im Februar ist er am höchsten, in den Sommermonaten von Juni bis August am niedrigsten. Zudem reagiert er auf zahlreiche Medikamente: auf Blutdrucktabletten, Psychopharmaka, kortisonhaltige Medikamente und sogar auf ASS und Biotin. Das heißt, wenn Sie zum Beispiel einen B-Vitamin-Komplex einnehmen, ist Ihr TSH-Spiegel durch das enthaltene Biotin »künstlich« unterdrückt und gaukelt eine normale Schilddrüsenfunktion vor.

Und dann sind da noch zwei nur selten beachtete Einflussfaktoren, nämlich der Schlaf und die Psyche. Da Stress die Hypophyse aktiviert, zuweilen auch überaktiviert, führen sowohl Depressionen wie auch Schlafstörungen zu einem erhöhten TSH-Wert, obgleich die Schilddrüse gesund ist und vollkommen normal arbeitet. Mit der Folge, dass bei Patientinnen mit Schlafstörungen und Depressionen oftmals fälschlicherweise Thyroxin verordnet oder erhöht wird. Und das führt zu noch schlechterem Schlaf und zu noch mehr Stress für eine ohnehin gebeutelte Seele.

Wir können also festhalten, dass die Hypophyse sehr großen Einfluss auf die Schilddrüse hat. Denn ohne TSH bleibt die Schilddrüse untätig und käme gar nicht auf die Idee, ihre Hormone zu produzieren. Aber die Ursache für eine Unterfunktion der Schilddrüse ist die Hypophyse selten, vorausgesetzt, wir kümmern uns um eine gute Diagnostik, die sich nicht allein am TSH-Wert orientiert, sondern das Beschwerdebild und weiter die peripheren Schilddrüsenhormone fT3 und fT4 berücksichtigt.

CHECK

Ich habe keinen Arzt, der mir bei der Blutabnahme fT3 und fT4 bestimmt! Wie kann ich trotzdem ein Ungleichgewicht von fT3 und fT4 erkennen?

Ein Missverhältnis von fT4 zu fT3 tritt meiner Beobachtung nach am häufigsten bei der Einnahme von L-Thyroxin auf. Dann nämlich, wenn L-Thyroxin nicht in das aktive Schilddrüsenhormon fT3 umgewandelt wird. Wenn das bei Ihnen der Fall ist, würden Sie sich typischerweise so fühlen: oberflächlich unruhig, aber in der Tiefe erschöpft. Das jedenfalls berichten sehr viele Patientinnen, die diese sogenannte Konversionsstörung aufweisen. Sie fühlen sich unruhig, klagen öfter über Herzrasen, vor allem in Ruhesituationen, schlafen schlecht und berichten, dass ihr Haar dünner und weniger werde. Gleichzeitig sind sie aber erschöpft, nehmen zu, sagen, dass sie sich nichts mehr merken könnten, und leiden oft unter Verstopfung.

Das Missverhältnis tritt eher bei der Einnahme von L-Thyroxin in höherer Dosierung auf, 88 mcg täglich und mehr, und – und das muss meiner Meinung nach am Abfall des Progesterons liegen – oft mit den Wechseljahren. Ursachen für die Konversionsstörung können sein:

- **Stress** (erhöhter Cortisol- bei gleichzeitig niedrigem Progesteronspiegel),
- **Selenmangel** (eher selten) und/oder
- **Lebererkrankungen** (Fettleber).

Die Schilddrüse

Mit dem TSH, das die Hypophyse in den Körperkreislauf entsendet, kommen wir zu diesem Organ, das uns hier im Wesentlichen beschäftigt und das wie kein anderes Einfluss auf unseren Energiehaushalt und Stoffwechsel nimmt – zur Schilddrüse.

Aktuell genießt sie ja gefühlt eine hohe Aufmerksamkeit. Sie ist Thema in vielen Diskussionen und Zeitschriften, in Podcasts oder Radiosendungen. In der Praxis fällt uns das auch auf, nicht nur, weil die Terminanfragen zunehmen, sondern vor allem durch unsere Patientinnen, die uns bei einem Ersttermin nicht selten erzählen, wie sie auf uns aufmerksam geworden sind. Und da heißt es oft: von einer Freundin, von einer Nachbarin »über den Gartenzaun« oder auch rein zufällig in einem Gespräch in der Umkleide nach dem Sportstudio. Kein Zweifel also, die Schilddrüse liegt im Trend. Sie beschäftigt.

Aber ist das schlimm? Nein, ich denke, nicht. Eher im Gegenteil: Die Schilddrüse hat das verdient. Ihren Einfluss auf unser Wohlbehagen können wir gar nicht hoch genug einschätzen. Auch nach über zehn Jahren, in denen ich mich inzwischen mit ihr beschäftige, entdecke ich im Kontext unserer allgemeinen Gesundheit immer wieder neue Bereiche, in denen sie mitmischt. Da kommt zum Beispiel eine Patientin mit brüchigen Nägeln in die Praxis, die nach eigenen Angaben »schon alles probiert« hat und die, blicken wir auf die Blutwerte, auch keine auffällige Schilddrüse zu haben scheint, aber dann regen wir die Schilddrüse an, und es zeigt sich: Die Nägel wachsen wieder. Oder eine Patientin mit diffusen Gelenk- und Muskelschmerzen. Der Rheuma-Titer ist negativ, Borrelien können nicht nachgewiesen werden, auch keine Arthrose oder Gicht. Und dann gibt man ihr, zugegebenermaßen auch ein wenig aus ratloser Verlegenheit, organisches Schilddrüsenextrakt – und siehe da, wiederum berichtet die Patientin nach wenigen Wochen von einer deutlichen Verbesserung.

Auch bei Depressionen oder, sagen wir, bei depressiver Verstimmtheit ist mir das schon aufgefallen. Die Schilddrüse hat einfach überall ihre Finger im Spiel. Über sie können wir sehr viel bewirken, ja, zuweilen sogar unseren ganzen Organismus umstimmen und auf den Weg hin zu einer Heilung führen.

Blicken wir auf die prominente Stellung, die Schilddrüsenhormone in unserem Körper einnehmen, auf ihre universelle Wirkung, so ist das gar nicht so überraschend. Denn es ist ja sicher kein Zufall, dass jede einzelne Zelle unseres Körpers, und das sind verdammt viele, Rezeptoren für das Schilddrüsenhormon Trijodthyronin (fT3) haben – wohlgemerkt für Trijodthyronin und nicht für Thyroxin (fT4). Und das heißt: Ohne dieses fT3 ginge schlichtweg nichts. Null Komma null. Wir wären kalt, formlos und unbewegt wie ein vergessener Pudding in einer viel zu großen Schüssel. Unsere Entwicklung steht und fällt mit diesem winzigen Schilddrüsenhormon. Es gibt uns Kraft, Wärme und Form.

Eine Auswahl im Detail: fT3 bedingt unser Wachstum, es fördert die embryonale Gehirnentwicklung, es erhöht den Energieumsatz der Zellen, indem es direkt auf die Kraftpakete unserer Zellen einwirkt, auf die Mitochondrien. Es erzeugt Wärme, reguliert den Blutzuckerspiegel und fördert den Fettabbau. Und weiter: fT3 regt die Bildung von Estradiol, Progesteron und Testosteron an, was sich auf unsere Fruchtbarkeit, Libido und Menstruation auswirkt. Es stärkt die Herzfrequenz, fördert durch Mehrdurchblutung unsere Konzentrations- und Gedächtnisleistung, regt die Darmbewegungen an, die Bildung der Magensäure und auch die Produktion von Neurotransmittern, von Dopamin, Serotonin und Melatonin. Und so weiter, die Liste der Wirkkraft ließe sich noch lange fortsetzen.

Kurzum: Die Schilddrüse ist einfach superwichtig. Wenn sie gut läuft, uns mit ihrem fT3 versorgt und das auch in den Zellen ankommt, so haben wir hinsichtlich unseres Wohlbefindens schon ziemlich viel erreicht. Tja, aber – so ist das leider mit »Promis« – wenn sie nicht so richtig gut läuft, dann haben wir ein echtes Problem; auch wegen der Vielfalt der Beschwerden, die sich dann auftun und die nicht so einfach zuzuordnen sind, was schon manche Unter- oder Überfunktion der Schilddrüse unentdeckt ließ. Wer denkt bei Konzentrationsstörungen, Verstopfung oder Antriebsschwäche mit depressiver Verstimmtheit entweder isoliert auftretend oder in Kombination schon an die Schilddrüse? Oder bei Gewichtszunahme und Haarausfall? Oder Brainfog, diesem dumpfen Gefühl, nicht richtig da zu sein? Oder Libidomangel? Kaum jemand. Jedenfalls selten als Erstes. Auch nicht der Hausarzt. Da wird erst mal mit Abführmitteln, Antidepressiva oder Diätverordnungen »operiert«. Und wenn dann die Schilddrüse als Verursacherin in den Fokus gerät, übrigens häufig durch sehr gut informierte Patientinnen selbst, die ihren Hausarzt auf die Schilddrüse bringen, folgt in der Regel die Therapie mit L-Thyroxin. Das kann zwar passen und die Beschwerden lindern, zeigt aber nur selten die eigentliche Ursache der Unterfunktion der Schilddrüse an. Und das ist für eine Therapie, die uns heilt und nicht nur behandelt, unerlässlich.

Lassen Sie uns daher auf das TSH der Hypophyse blicken und was es in unserer Schilddrüse bewirkt. So bekommen wir ein Verständnis für die Funktionsweise der Schilddrüse und was sie behindern kann. Also: Wenn das Kommando aus der Hypophyse, ebenjenes TSH, auf die Zellmembran der Schilddrüse trifft, so wird in den Schilddrüsenzellen augenblicklich die Produktion der Schilddrüsenhormone angeworfen, es kommt zur sogenannten Thyreoperoxidase. Das ist, mal verkürzt dargestellt, eine Art Verkoppeln von zwei sehr starken Zutaten, nämlich von Tyrosin und Jod. Tyrosin ist eine Aminosäure, Jod ein Spurenelement. Alle Schilddrüsenhormone bestehen hauptsächlich aus diesen beiden Substanzen. Und das heißt: Wenn wir zu wenig Vorräte an Tyrosin und Jod haben beziehungsweise an Eisen, denn das ist für den enzymatischen Prozess der Thyreoperoxidase unerlässlich, dann kann die Schilddrüse kein funktionstüchtiges Schilddrüsenhormon produzieren und die Hormonküche bleibt kalt. Das bedeutet, es kommt zu einer mangelbedingten Unterfunktion der Schilddrüse.

Das kann *eine* Art der Unterfunktion der Schilddrüse sein: *eine mangelbedingte Hypothyreose.* Ihr kommen Sie auf die Spur, wenn Ihre Schilddrüse im Ultraschall gesund aussieht, also keine Zeichen einer Entzündung oder Vernarbung zeigt, und auch im Blut keine Antikörper für eine Hashimoto-Thyreoiditis (TPO-[Thyreoperoxidase-]AK) nachzuweisen sind.

CHECK

Über Jod wird viel geredet. Die einen sagen, man solle es nehmen, die anderen raten davon ob. Wie kann ich herausfinden, ob ich es nehmen sollte?

Grundsätzlich gilt: Wir können nicht ohne Jod leben, haben aber vor allem in Mitteleuropa zu wenig davon in den Bodenschichten. Wir befinden uns in einem Jodmangelgebiet. In Deutschland können daher Kochsalz und andere Lebensmittel auf freiwilliger Basis mit Jod angereichert werden. Aber auch das genügt nicht. Die WHO empfiehlt eine tägliche Aufnahme von 150 bis 200 mcg. Die durchschnittliche Aufnahme über die Ernährung liegt hierzulande aber gerade mal zwischen 60 und 70 mcg täglich. Und laut Daten des Robert Koch-Instituts (RKI) weisen 32 Prozent der Erwachsenen und 44 Prozent der Kinder und Jugendlichen in Deutschland ein erhöhtes Risiko für eine Jodunterversorgung auf.[7] Insofern ist bei den meisten von uns eher von einem Mangel als von einem Normalspiegel auszugehen. Aber wie finde ich das genau heraus?

Hier und da wird zu einem Jod-Hauttest geraten, um den eigenen Jodstatus zu ermitteln. Hierzu gibt man einen Tropfen Jod auf die Haut, und wenn nach 24 Stunden der rötliche Jodfleck noch zu erkennen ist, gilt das für einen ausgeglichenen Jodspiegel. Ist er weg, so spricht das für einen Jodmangel.

Dieser Test ist gut durchführbar und anschaulich. Ich halte ihn allerdings für sehr unzuverlässig und rate eher davon ab. Weil er sich nicht standardisieren lässt, er ist abhängig von der Hauttemperatur, Feuchtigkeit, der Größe des Tropfens und so weiter. Und weil sich der Großteil des aufgetragenen Jods verflüchtigt.

Das bestätigt übrigens schon eine Studie aus dem Jahr 1932.[8] In ihr fanden Wissenschaftler heraus, dass 50 Prozent des Jods, wenn es auf die Haut aufgetragen wird, innerhalb von zwei Stunden in die Luft entweicht und zwischen 75 und 80 Prozent innerhalb von 24 Stunden. Insgesamt verschwinden 88 Prozent innerhalb von drei Tagen. Die restlichen 12 Prozent werden von der Haut absorbiert und nur 1 bis 4 Prozent des aufgetragenen Jods gelangen innerhalb weniger Stunden in den Blutkreislauf.

Nicht viel sinnvoller erscheint mir auch der sogenannte Schlucktest, den man zu Hause durchführen kann. Da Jodmangel eine Vergrößerung der Schilddrüse zur Folge hat, soll man hier über deren Veränderungen dem Jodmangel auf die Spur kommen. Hierzu stellt man sich mit einem Handspiegel vor den Spiegel im Bad, richtet ihn mit zurückgelegtem Kopf auf den Kehlkopf aus und beobachtet die zwischen Drosselgrube und

Kehlkopf liegende Schilddrüse beim Schlucken. Und wenn hier eine Vorwölbung auftritt, kann das ein Hinweis auf eine durch Jodmangel vergrößerte Schilddrüse sein.

Die Gefahr, falschzuliegen, ist allerdings nicht gering und das führt oft eher zu Verunsicherung als zu diagnostischer Klarheit. So etwa im Jahr 2023. Da kam eine Patientin in die Praxis und war außer sich, weil sie den Schlucktest gemacht hatte und sicher war, dass sie einen bösartigen Knoten habe – was sich bei der nachfolgenden Untersuchung glücklicherweise nicht bestätigte.

Was dann? In der Praxis mache ich inzwischen nur noch selten Jodtests, da sich bei nahezu allen Patientinnen, bei denen ich einen Test durchführte, eine Unterversorgung herausstellte. Insofern rate ich meinen Patientinnen grundsätzlich zur Einnahme von Jod auf Algenbasis (Kelp 150 mcg), vorausgesetzt, sie haben keine Entzündung oder Überfunktion der Schilddrüse. Ich empfehle das vor allem Frauen, weil eine gute Jodversorgung nicht nur die Schilddrüse fit macht, sondern laut Studien auch vor Brustkrebs schützt (von dem sie häufiger betroffen sind als Männer). So haben Frauen aus Ländern mit hoher Jodaufnahme ein niedrigeres Risiko, an Brustkrebs zu erkranken, als in Mitteleuropa, so zum Beispiel aus Japan. Hier liegt die Jodaufnahme zwischen zehn- und dreißigmal höher als in Deutschland.[9]

Wer hinsichtlich seines Jodspiegels auf Nummer sicher gehen will, kann sich auch (online) ein Testkit bestellen, um den eigen Jodstatus im Urin zu bestimmen, zum Beispiel bei Cerascreen (siehe »Hilfreiche Adressen« am Ende des Buchs).

Bei der mangelbedingten Hypothyreose ist das so wie bei einem Sportwagen, der glänzt und richtig flott aussieht, aber nicht von der Stelle kommt, weil ihm der Kraftstoff fehlt. Anders verhält es sich, wenn die Schilddrüse selbst geschädigt ist oder, um im Bild zu bleiben, der Sportwagen sichtbar ramponiert ist und darin der Grund liegt, warum er nicht fährt. Dann haben wir es mit einer Hypothyreose zu tun, die sich durch eine Verletzung oder das Nichtvorhandensein des Schilddrüsengewebes erklärt. Die Schilddrüse kann zum

Beispiel schon von Geburt an fehlen, das ist die sogenannte kongenitale (angeborene) Hypothyreose, bei der sich die Schilddrüse mancher Embryos im Mutterleib nicht entwickelt. Sie kann aber auch infolge einer Operation fehlen, zum Beispiel durch die Resektion oder, wie es schulmedizinisch so schön heißt, durch die operative Sanierung der Schilddrüse. In beiden Fällen fehlt das Schilddrüsengewebe und folglich kann die Synthese der Schilddrüsenhormone nicht stattfinden.

Eine weitere Ursache können Knoten der Schilddrüse sein, wobei sich hier immer die Frage stellt, was zuerst war, das Ei oder die Henne beziehungsweise der Knoten oder die Hypothyreose. Denn Knoten entstehen in den meisten Fällen durch einen Mangel an Eisen, Selen und vor allem an Jod. Dieser Mangel erhöht den TSH-Wert und der führt zu einem Wachstum der Schilddrüse, was möglicherweise einen Umbauprozess einleitet, der wiederum selbst eine Unterfunktion verstärken oder verursachen kann. Knoten können also sowohl Ursache als auch Folge einer Hypothyreose sein.

Eine Ursache einer Hypothyreose dieser Form ist auch die Entzündung der Schilddrüse. Das kann die seltene Thyreoiditis de Quervain sein, auch mal durch einen Morbus Basedow verursacht werden, am weitaus häufigsten steckt jedoch eine Hashimoto-Thyreoiditis dahinter. Sie ist weltweit die Ursache Nummer eins für eine Unterfunktion der Schilddrüse, allein in Deutschland sind einer Studie der Kassenärztlichen Bundesvereinigung aus dem Zeitraum von 2012 bis 2022 zufolge rund 2,3 Prozent der Bevölkerung nachweislich davon betroffen[10] – das sind diagnostizierte Fälle, was heißt, dass die Rate unerkannter Hashimoto-Erkrankungen um ein Vielfaches höher liegt. Realistische Schätzungen reichen hier von 5 bis zu 10 Prozent der deutschen Bevölkerung. Warum so viele Menschen an ihr erkranken, vor allem Frauen, ist bislang ungeklärt. Diskutiert werden Viruserkrankungen wie das Pfeiffer'sche Drüsenfieber, eine Überlastung der Nebennieren, also Stress, zudem Umwelt- und Toxinbelastungen, ein Zuviel oder Zuwenig an Jod sowie Mängel an Selen oder Vitamin D_3 oder, in neuerer Zeit hinzugekommen, Covid-19.

Das ist eine große Bandbreite. Hieb- und stichfest ist keine dieser Thesen. Wahrscheinlicher ist es, dass ein Zusammentreffen mehrerer der Faktoren das Auftreten einer Hashimoto bedingt oder begünstigt und wir bei ihr von einer *multifaktoriellen Autoimmunerkrankung* ausgehen können. Was mir in diesem Zusammenhang allerdings auffällt und ich auch durch zahlreiche Krankheitsverläufe in der Praxis bestätigen kann, ist das Auftreten einer Hashimoto-Thyreoiditis oft in hormonellen Umbruchsituationen, in der Pubertät, in der Schwangerschaft und auch in den Wechseljahren – was darüber hinaus erklären mag, warum Frauen so viel häufiger als Männer betroffen sind. Und hier steht in meinen Augen ein Geschlechtshormon ganz weit oben auf der Liste der Verdächtigen, nämlich Progesteron. Auf dieses für die Schilddrüse besonders wichtige Hormon kommen wir noch zurück, so viel aber schon mal vorab: Ein hoher Progesteronspiegel scheint protektiv auf die Schilddrüse zu wirken. So sinkt die Entzündungsaktivität einer Hashimoto während einer Schwangerschaft, was sich in niedrigeren Antikörperspiegeln im Blut und weniger entzündeten Schilddrüsen im Ultraschall bestätigt, wohingegen sie besonders häufig dann auftritt, wenn der Progesteronspiegel abfällt, so etwa nach der Entbindung oder auch mit den Wechseljahren.

Wir können unabhängig von der eindeutigen Ursache einer Hashimoto-Thyreoiditis jedoch festhalten, dass ein

Bündel ungünstiger Faktoren unsere körpereigene Abwehr so stark unter Druck setzt, dass unser Immunsystem durch eine Art »Fehleinschätzung« plötzlich Antikörper gegen diese Zellen bildet, die wir für die Synthese der Schilddrüsenhormone benötigen, nämlich gegen die bereits oben erwähnte Thyreoperoxidase (TPO-AK oder früher MAK [mikrosomale Antikörper]). Mit der unerfreulichen Folge, dass unsere weißen Blutkörperchen, ganz speziell die sogenannten T-Lymphozyten, unsere Schilddrüse attackieren und eine Entzündung verursachen, die das Schilddrüsengewebe schädigt und langfristig auch ganz zerstören kann.

Die Verläufe sind dabei vielfältig und auch für uns in der Praxis nicht eindeutig, obgleich wir täglich bis zu zehn Hashimoto-Patientinnen kennenlernen. Sie reichen von akuten über wellenförmig bis hin zu schleichend fortschreitenden Krankheitsbildern, die teils mit starken Beschwerden einhergehen, teils sanft verlaufen und auch mal – das will ich ausdrücklich sagen – abheilen können. In der Regel führt eine Hashimoto-Thyreoiditis aber über die Zerstörung der Schilddrüse zu einer entzündungsbedingten Hypothyreose oder, etwas passender, zu einer *atrophen Hypothyreose.*

Wir haben also zwei Arten einer Hypothyreose, die durch die Schilddrüse selbst verursacht sind: die mangelbedingte und die atrophe. Das zu wissen oder vielmehr herauszufinden, ist wichtig, um später zu verstehen, ob wir L-Thyroxin absetzen können oder es empfehlenswert ist, zunächst auf ein organisches Präparat umzustellen – oder, und das will ich keineswegs ausschließen, ob es besser für Sie wäre, bei L-Thyroxin zu bleiben.

CHECK

Ich habe keinen Ultraschall! Wie kann ich erkennen, dass eine Entzündung die Ursache meiner Unterfunktion ist?
Es gibt verschiedene Entzündungen der Schilddrüse, so zum Beispiel eine postpartale Thyreoiditis oder eine Thyreoiditis de Quervain. Aber die sind selten. Die mit großem Abstand häufigste Entzündung der Schilddrüse ist die Hashimoto. Und die geht in der Regel mit Antikörpern einher, den Thyreoperoxidase-Antikörpern. Auf Ihren Blutwerten finden Sie sie unter den Kürzeln TPO-AK oder MAK. Der Referenzbereich reicht von 0 bis 80 U/ml (Units [Einheiten] pro Milliliter) oder je nach Labor bis 34 kU/l (Kilounits pro Liter). Sind sie erhöht, spricht das für eine Entzündung. Allerdings gibt es auch einen Übergangsbereich, der zwischen 80 und 150 U/ml beziehungsweise 34 und 100 kU/l liegt und in dem keine Entzündung vorliegen muss. Zwar sind die TPO-Antikörper nicht zur Verlaufskontrolle geeignet, aber, wohlgemerkt Pi mal Daumen, ein TPO-Wert um die 150 U/ml (100 kU/l) ist häufig Hinweis auf eine schon lange bestehende Hashimoto mit vernarbter Schilddrüse, also nicht aktiver Entzündung, und ein TPO-Wert über 300 U/ml (200 kU/l) häufig auf eine akut entzündete Schilddrüse.

Dejodase oder Was Leber und braunes Fettgewebe mit der Schilddrüse zu tun haben

Dejodase – wenn man nicht gerade Chemiker oder Biologe ist, bietet solch ein kryptischer Begriff einen gut begründbaren Anlass, so schnell als möglich die Flucht zu ergreifen, weil einen das verdächtig genau an den Chemie- oder Biologieunterricht in der Schule erinnert, den man nie so richtig verstanden hat – ich jedenfalls. Aber da müssen wir jetzt leider durch, weil wir sonst auf halbem Wege hin zum Verständnis der Schilddrüse schlappmachen.

Also: Die Dejodase, das haben wir ja schon mal angerissen, ist die Umwandlung von Thyroxin in Trijodthyronin. Sie macht aus dem inaktiven Schilddrüsenhormon fT4 das aktive Schilddrüsenhormon fT3, das direkt an unsere Zellen andockt und sie anregt.

Wenn wir unseren Weg vom TSH aus der Hypophyse hin zur Schilddrüse und der Produktion von Schilddrüsenhormonen weitergehen, so schickt die Schilddrüse über die Blutbahn – vereinfacht dargestellt – hauptsächlich Thyroxin in die Peripherie unseres Körpers, also hin zu unseren Organen und Zellen. Die sind von dem Thyroxin allerdings wenig beeindruckt, denn – das wissen wir inzwischen – das Thyroxin ist inaktiv und wirkt nicht direkt auf die Zellen. Das macht erst Trijodthyronin. Das heißt, die Umwandlung von fT4 zu fT3, ebendiese Dejodase, ist ein essenzieller Baustein der Schilddrüsenhormonsynthese oder, anders ausgedrückt, auch eine Ursache für eine Hypothyreose, und zwar für eine, die ihren Ursprung nicht in der Schilddrüse hat, sondern in der Peripherie unserer Organe. Und wenn wir auf die Dejodase blicken und was ihren Ablauf beeinträchtigen könnte, so stehen auf der Liste der Verdächtigen vor allem zwei Dinge: die Leber und Selen. Doch wir sollten auch das braune Fettgewebe nicht unterschätzen, es scheint bei der Synthese der Schilddrüsenhormone nicht nur eine Nebenrolle zu spielen. Beginnen wir aber mal mit der Leber.

Ich habe die Leber in ihrer Wirkung bei der Synthese der Schilddrüsenhormone lange Zeit unterschätzt beziehungsweise sie bei der Diagnose und Therapie einer Hypothyreose nicht wirklich auf dem Schirm gehabt. Aber das ist nicht richtig! Die Leber ist als die größte Drüse des Hormonsystems an so ziemlich allen Stoffwechselprozessen unseres Körpers beteiligt: Sie produziert und speichert alles Mögliche, nämlich Proteine, Mineralien, Vitamine und Fett, sie scheidet zudem Gifte aus, reguliert den Glukosespiegel und hält unser Blut sauber. Und sie ist eben maßgeblich an der

Dejodase beteiligt. Zwar wird sie unterstützt von der Schilddrüse selbst, auch von der Niere und dem braunen Fettgewebe, aber der Großteil geht auf ihr Konto, nämlich 60 Prozent! Und da in Deutschland Erkrankungen der Leber nicht selten sind – hierzulande leidet immerhin rund ein Drittel der Erwachsenen an einer Fettleber –, gehört dieses Organ unbedingt mit in die Ursachenbetrachtung einer Unterfunktion der Schilddrüse. Sie kann eine Hypothyreose verursachen!

Und dann ist da noch Selen – wie Eisen, Zink oder Kupfer ein Spurenelement, das unser Körper nicht selbst herstellen kann, sondern mit der Nahrung aufgenommen werden muss. Da ist denn auch schon ein erster Haken: Selen kommt auf der Erde nur selten vor, sogar seltener als Uran, vor allem in Europa, denn die nach den Eiszeiten abschmelzenden Gletscher haben es wie auch Jod aus dem Gestein gespült. Daher haben Pflanzen in Europa einen geringen Selengehalt. Aber Selen ist wichtig.

Bekannt ist es vor allem für seine antioxidative Wirkung, indem es freie Radikale eliminiert, also Sauerstoffverbindungen, die unsere Zellen schädigen. Und für seine positive Wirkung auf die Schilddrüse. Denn Selen mildert nachweislich deren Entzündungen und es ist bestätigt, dass es den Antikörperspiegel bei einer bestehenden Hashimoto senken kann. Wohingegen es keinen Nachweis dafür gibt, dass Selen einen Einfluss auf die Schilddrüsenwerte im Blut oder auf die Lebensqualität der Patientinnen hat.[11] Was aber feststeht, das ist die Notwendigkeit von Selen für die Dejodase. Ohne Selen kann sie nicht stattfinden, da das Enzym der sogenannten Thyroxin-5-Dejodase selenabhängig ist.

Ein manifester Selenmangel ist in Deutschland zwar relativ selten, aber insbesondere bei vegetarischer Ernährung und bei Darmerkrankungen kann man als Ursache für eine Hypothyreose auch mal an Selen denken. (In der Praxis bestätigt sich das: Der Selenspiegel ist insbesondere bei Patientinnen mit einer Hashimoto-Thyreoiditis im Vollblut häufig niedrig, aber einen manifesten Selenmangel habe ich bisher erst einmal erlebt, und zwar bei einer Patientin mit einer Essstörung.)

Das braune Fettgewebe: Hätte ich es vor einigen Jahren zum Thema gemacht, so hätte ich wohl nicht viel mehr als ein freundliches Abwinken als Antwort erhalten, wenn überhaupt. Fett? Nein danke, bloß nicht, weg damit. Seit aber bekannt ist, dass das braune Fettgewebe eine wichtige Rolle im Fettstoffwechsel spielt, zudem unsere Immunabwehr fördern soll, hört man immer häufiger von ihm und es hat landauf, landab einen Trend in Gang gesetzt, dass man sich besonderer Kälte aussetzt.

Einer meiner Bekannten, der in Finnland lebt, hält zum Beispiel im Winter die Ostsee vor seinem Mökki (Ferienhaus) ein Stück weit eisfrei und nimmt täglich – zwischen Eisschollen – ein belebendes (?) Bad. Meine Nachbarin hat sich kürzlich eine Außendusche installiert; sie schwört seither auf den frühmorgendlichen Kälteschock. Und regelmäßig berichten mir Patientinnen in letzter Zeit von anscheinend wohltuenden Kältekammern, die sie aufsuchen. Aber warum? Warum tun sie sich das an? Und was hat das mit der Schilddrüse zu tun?

Der Mensch hat drei Sorten von Fettgewebe, nämlich weißes, beiges und braunes. Das weiße ist das, das vor allem am Bauch und um die Hüfte rumhängt und das wir eigentlich am liebsten loswerden würden, denn es ist eine Art Vorratshaltung, eine Energiereserve, die evolutionär vielleicht mal wichtig war, heutzutage aber – jedenfalls hierzulande – eher Sorgen als Freude bereitet. (Auch weil es Übergewicht verursacht und damit das Risiko für ernsthafte Erkrankungen wie Schlaganfall, Herzinfarkt, Diabetes und so weiter erhöht.)

Ganz im Gegensatz zu braunem (und teilweise beigem) Fettgewebe. Das hilft nämlich dabei, das, was wir um Hüften und Bauch angesetzt haben, wieder loszuwerden. Denn braunes Fett wandelt die Kalorien, die wir über die Nahrung aufnehmen, in Wärme um. Es verbrennt Fett, und zwar genau dann, wenn wir besonderer Kälte ausgesetzt sind, so zum Beispiel beim Eisbaden oder bei der Kältetherapie. Lange dachte man, dass nur Neugeborene es haben, aber Forschende fanden heraus, dass es auch bei Erwachsenen vorkommt und es sich – eben durch Kälte – aktivieren und für die Fettverbrennung nutzen lässt.[12]

Und die Schilddrüse? Sie ist auch hier wieder mit im Spiel, und zwar mit einer interessanten Wechselwirkung: Erstens findet ein Teil der Dejodase, also der Umwandlung von fT4 zu fT3, im braunen Fettgewebe statt; das heißt, das braune Fettgewebe unterstützt die Aktivierung der Schilddrüsenhormone, ist also Ausgangspunkt, genießt aber zweitens das Vorhandensein von ausreichend fT3 im Körper. Denn neben Kälte aktiviert auch fT3 das braune Fettgewebe, indem es dort direkt auf die Mitochondrien einwirkt und so seinerseits die Wärmeproduktion und damit die Fettverbrennung anregt. Das braune Fettgewebe hilft also der Schilddrüse und profitiert gleichzeitig von ihr und damit natürlich uns, weil wir dadurch mehr Wärme, aber weniger Fett haben. Also ab zum Eisbaden!

Wir können somit festhalten, dass wir hinsichtlich einer gesunden Schilddrüse beziehungsweise einer ausreichenden Versorgung mit Schilddrüsenhormonen nicht nur auf die Schilddrüse selbst achten, sondern auch einen Blick auf die Peripherie richten sollten, insbesondere auf die Leber. Denn sie kann wie die Schilddrüse selbst eine Hypothyreose verursachen.

CHECK

Wie macht sich eine Fettleber bemerkbar und wie kann ich sie diagnostizieren?

Bei einer Fettleber lagert sich vermehrt Fett in den Leberzellen ein. Das kann die Funktion des Organs beeinträchtigen und im weiteren Verlauf – unbehandelt – zu seiner Entzündung bis hin zur Zerstörung führen, der Leberzirrhose. Eine Fettleber entwickelt sich in der Regel im Stillen. Wenn sie sich überhaupt bemerkbar macht, dann noch am ehesten durch Müdigkeit, Blähungen und ein Druckgefühl im Oberbauch. Und sie ist auch nicht zwingend durch erhöhte Leberwerte erkennbar. Oder anders ausgedrückt: Auch wenn die Leberwerte (GOT [Glutamat-Oxalacetat-Transaminase], GPT [Glutamat-Pyruvat-Transaminase] und Gamma-GT [Gamma-Glutamyltransferase]) unauffällig sind, kann eine Fettleber bestehen. Einen Hinweis findet man eher in Risikofaktoren für die Entstehung einer Fettleber, nämlich Übergewicht, erhöhten Blutfettwerten (Cholesterin/Triglyzeriden), übermäßigem Alkoholkonsum sowie – und das ist kaum bekannt – der Menopause. Warum das? Weil Östrogene den Fettabbau in der Leber fördern, also einen natürlichen Leberschutz bedeuten.[13] Mit der Menopause und einem Absinken des Hormonspiegels geht dieser Schutz verloren, was erklärt, dass Frauen mit den Wechseljahren ein ähnlich hohes Risiko für die Entwicklung einer Fettleber haben wie Männer.

Wer Blutwerte an der Hand hat, kann zur Einschätzung der eigenen »Leberlage« auch den sogenannten Fettleber-Index nutzen. Anhand von Körpergröße, Gewicht, Taillenumfang, den Triglyzeriden und dem Leberwert Gamma-GT ermittelt er die Wahrscheinlichkeit des Bestehens einer Fettleber. Wir können für uns also das Risiko abschätzen.

Eine sichere Diagnose erhalten wir aber nur bei einer Untersuchung mit einem Ultraschallgerät in der ärztlichen Praxis oder einem erfahrenen Heilpraktiker beziehungsweise einer Heilpraktikerin. Eine Fettleber stellt sich im Ultraschall durch die Fetteinlagerung echoreicher, also heller dar als ein unauffälliger Befund.

Man könnte jetzt meinen, dass wir alles beisammenhätten: Die Hypophyse hat TSH produziert, die Schilddrüse fT4 und ein wenig fT3 und die Leber hat den Großteil von fT4 inzwischen ins aktive fT3 umgewandelt. Wir müssten also startklar sein, um unsere Zellen mit der Energie von fT3 zu versorgen. Im Grunde genommen sind wir das auch. Aber Vorsicht, es gibt da noch ein paar Stolpersteine oder, sagen wir, bedeutende Faktoren, die die Synthese der Schilddrüsenhormone beeinflussen und über die wir sprechen sollten.

Eine der interessantesten Erfahrungen, die ich als Therapeut in den letzten Jahren machte, ist der Einfluss unserer äußeren Lebensrealität auf unsere innere hormonelle Balance, also wie äußere Faktoren – so etwa Job, Familie oder Partnerschaft – unsere Hormonspiegel verändern und dabei die Schilddrüse beflügeln, aber auch abbremsen können.

Als Erstes ist hier an Cortisol zu denken. Es hat eine besonders enge Wechselwirkung mit der Schilddrüse. Cortisol ist ein Steroidhormon. Es wird von der Nebenniere produziert, um in Stresssituationen klar bei der Sache zu sein, zum Beispiel bei einem Unfall, einer Bedrohung oder auch bei einem Streit. Es erhöht den Puls, stärkt die Augen, lindert Angst und Schmerzen. Es ist lebenswichtig, weil es uns dann, wenn wir in schwieriger Lage sind, cool und gelassen macht. Hätten wir es nicht, so würde uns die kleinste Stressbelastung aus der Bahn werfen.

Diese Stressintoleranz, also wenn wir bei geringstem Anlass gereizt sind oder in Tränen ausbrechen, ist übrigens auch ein ziemlich sicheres Zeichen dafür, dass unsere Nebenniere überlastet ist. Cortisol ist also wichtig, es ist unser Regulativ bei Stress. Aber wie alles hat es auch negative Auswirkungen auf unseren Organismus – und zwar dann, wenn wir gar nicht mehr runterkommen, also nur noch gestresst sind und es infolgedessen dauerhaft erhöht ist. Dann bewirkt es eine Art Daueralarm und hält uns, mal »evolutionär ausgedrückt«, in permanenter Kampfeshaltung: mit erhöhtem Blutzucker, Bluthochdruck, unterdrücktem Immunsystem und verlangsamter Verdauung, was dann als Konsequenz zu Gewichtszunahme, Reizbarkeit, Schlafstörungen, Angst und/oder Infektanfälligkeit führt.

Wenn ich in der Praxis mit Patientinnen spreche, die in solch einer Lebenssituation stecken, höre ich sehr häufig zwei Anmerkungen zur Beschreibung dieses Zustands, nämlich »Meine Zündschnur wird immer kürzer« oder – vor allem wenn es um Reizbarkeit geht – »So kenne ich mich gar nicht, das bin ich nicht«.

Daneben, als würde das als Beschwerdebild noch nicht genügen, hat ein dauerhaft erhöhter Cortisolspiegel auch einen negativen Einfluss auf die Schilddrüse. Sie erinnern sich an die Kommandozentrale in unserem Gehirn, an den Hypothalamus und die Hypophyse. Die brauchen wir jetzt. Denn Cortisol wirkt direkt auf den Hypothalamus und unterdrückt dort das TRH (Thyreotropin-Releasing-Hormon), was wiederum dazu führt, dass der TSH-Spiegel sinkt und in dessen Folge, Sie vermuten richtig, auch unser fT4- und fT3-Wert. Und was heißt das? Genau: Stress hemmt über die sogenannte Hypothalamus-Hypophysen-Achse die Synthese der Schilddrüsenhormone und führt so zu einer Hypothyreose, und zwar zu einer, die im Blut kaum nachzuweisen ist – auf jeden Fall nicht durch den TSH-Spiegel, klar, der ist ja unauffällig niedrig. (Wir nennen diese Form der Hypothyreose in der Praxis daher auch die »unsichtbare Hypothyreose«.)

Ich erinnere mich in diesem Zusammenhang besonders an eine junge 42-jährige Frau, die im März 2021 zu uns in die Praxis kam und sich während der Covid-19-Pandemie alleinerziehend mit zwei Kindern zwischen Homeoffice und Homeschooling aufrieb. Sie berichtete von Gewichtszunahme, Erschöpfung, Reizbarkeit und sagte weiter, dass sie *jeder noch so kleine Infekt niederstrecke und sie auch gar nicht mehr zur Ruhe käme.* Bei der Untersuchung zeigte sich im Ultraschall eine helle und glatte, also gesund erscheinende Schilddrüse und im Blut lag der TSH-Spiegel bei unauffälligen 1,4 (Referenz: 0,27 und 4,2 mU/l). Wenn etwas auffiel, so war es ein sehr niedriger fT3-Wert von 3,6 pmol/l (Referenz: 3,1–6,8 pmol/l). Der hätte immerhin die Gewichtszunahme und die Erschöpfung von der Schilddrüse her erklären können.

Ich empfahl ihr die Einnahme von organischem Schilddrüsenextrakt. Sie nahm es, aber als sie vier Wochen später wieder in die Praxis kam, hatte sich an ihrem Beschwerdebild nichts verändert. Sie war weiter erschöpft und überspannt. Ihr Befinden drehte sich erst zum Guten, als wir auf Basis eines Speicheltests eine Regulationstherapie für die Nebenniere starteten und sie nach einigen Wochen zudem in eine Mutter-Kind-Kur gehen konnte.

Als sie im Herbst 2021 dann wieder zu uns in die Praxis kam, ging es ihr deutlich besser und sie hatte – wenn man das als Referenz gelten lassen mag – im Blut auch wieder deutlich bessere Schilddrüsenwerte, obgleich sie nichts mehr für die Schilddrüse einnahm, nämlich einen TSH-Spiegel von 2,2 (Referenz: 0,27 und 4,2 mU/l) und einen – und darauf kommt es an – fT3-Spiegel von 5,2 pmol/l (Referenz: 3,1–6,8 pmol/l).

Es mag sein, dass das Zufall war, aber ein in meinen Augen relativ sicheres Zeichen für eine Hypothyreose, die aufs Konto einer gestressten Nebenniere geht, ist ein Beschwerdebild, das sich durch die Gabe von Schilddrüsenhormonen kaum beeinflussen lässt, ja, eher im Gegenteil: Nebennieren-Patientinnen können oft Unmengen von Schilddrüsenhormonen verdrücken, merken aber nichts davon. Warum, das weiß ich nicht.

CHECK

Ich bin auch gestresst! Wie kann ich meine Nebenniere untersuchen und herausfinden, ob sie hinter meinen Beschwerden steckt?

Wir hatten das schon: Laborwerte sind ein wichtiges diagnostisches Mittel, ohne Frage, sie sollten jedoch immer auch im klinischen Kontext gesehen werden, das heißt in Zusammenhang mit unseren Beschwerden, aber auch unserer aktuellen Lebenssituation. Ich betone das, weil ich es in der Praxis oft erlebe, dass Laborergebnisse im Verhältnis zum Beschwerdebild überbewertet werden. Vor allem bei Speichelproben, zum Beispiel einem Cortisol-Tagesprofil zur Beurteilung der Nebennierenfunktion.

Ich nutze diesen Test gern, vor allem für Patientinnen, die chronischen Stress haben, die immerzu müde sind – auch nach zwölf Stunden Schlaf – und deren Nervenkostüm an einem seidenen Faden baumelt. Er ist einfach durchführbar, misst das freie biologisch aktive Cortisol (nicht das gebundene wie im Blut) und zeigt anhand von zwei oder vier Entnahmezeiten den Cortisolspiegel im Verlauf eines Tages. Das ergibt ein recht verlässliches Bild über die »Stresslage« der Nebenniere. Oder auch nicht – denn die Nebenniere reagiert blitzschnell auf eine plötzlich einsetzende, wenn auch kleine Stressbelastung.

Und wer vor dem Selbsttest zu Hause eine schlechte Nachricht erhält oder ganz banal, aber nicht minder einflussreich, feststellt, dass die Spülmaschine wieder nicht ausgeräumt wurde, der hat kurzzeitig einen erhöhten Cortisolspiegel – und das kann den durch lange Stressbelastung zu erwartenden zu niedrigen Cortisolspiegel im Ergebnis überdecken und zu einer Fehldiagnose beziehungsweise Fehlbehandlung führen. Wer die Funktion der Nebenniere prüfen möchte, kann das also gut mit einem Speicheltest machen, zum Beispiel vom Labor Dr. Hauss oder bei CENSA (siehe »Hilfreiche Adressen« am Ende des Buchs), sollte diesen Unsicherheitsfaktor bei der Interpretation aber bedenken.

Ein klinischer Test für die Nebenniere ist der verkürzte Schellong-Test. Ich kenne ihn von Dr. med. Berndt Rieger, einem Internisten und Vordenker der Schilddrüsentherapie, der mit seiner Praxis in Plauen (Vogtland) niedergelassen ist. Er basiert auf der Annahme, dass unsere Nebennierenhormone, hier vor allem Cortisol und Aldosteron, unseren Blutdruck über Erweiterung oder Verengung der Gefäße auch bei Positionswechseln stabil halten. Eine erschöpfte Nebenniere kann das nicht leisten. Mit der Folge, dass der Blutdruck bei raschem Positionswechsel, vom Liegen ins Stehen, abfällt und nicht – wie es sein sollte – stabil bleibt beziehungsweise sich kurzzeitig erhöht. So sehen wir, wie die Nebenniere gerade drauf ist. Ob sie ausreichend Schlagkraft hat oder schwach und überlastet ist.

Und das können Sie auch zu Hause machen, und zwar wie folgt: Sie messen den Blutdruck im Liegen (mindestens seit fünf Minuten), stehen dann zügig (Achtung: Schwindel!) auf und messen Ihren Blutdruck innerhalb einer Minute erneut. Wenn Ihr systolischer Blutdruck (der erste der beiden Werte) gleich bleibt oder leicht erhöht ist, spricht das für eine gesunde Nebenniere, fällt der Blutdruck ab (um 20 mmHg oder mehr), spricht das für eine erschöpfte Nebenniere.

Progesteron und Estradiol

Auch unsere Geschlechtshormone stehen in direkter Verbindung mit der Schilddrüse, vor allem Estradiol und Progesteron. Beginnen wir bei Estradiol. Estradiol ist das stärkste Östrogen unseres Körpers und wohl auch das wichtigste Geschlechtshormon, denn seine Kraft ist es, die in der Pubertät die Ausbildung der weiblichen Geschlechtsorgane vorantreibt, zudem, zu späteren Lebenszeiten, den Zyklus reguliert und auf das Selbstbefinden und die Gesundheit allgemein einwirkt, es nimmt nämlich Einfluss auf unsere Knochen, die Haut und die Schleimhäute, die Haare, aber auch auf unseren Fettstoffwechsel oder vielmehr die Fettverteilung und zudem auf die Stimmung. Obwohl es so wichtig ist und unser tägliches Dasein mitbestimmt, nehmen die Frauen es allerdings oft erst bewusst wahr, wenn es mit den Wechseljahren durch den ausbleibenden Eisprung drastisch absinkt und es dadurch zu Hitzewallungen, trockenen Schleimhäuten und Gelenkbeschwerden kommen kann.

Auf die Schilddrüse wirkt sich Estradiol eher negativ aus, jedenfalls dann, wenn wir zu viel davon in unserem Körper beheimaten, also an einer sogenannten Östrogendominanz leiden. Es ist nämlich so, dass Östrogene in der Leber die Produktion von kleinen Eiweißteilchen steigern, dem sogenannten Thyroxin-bindenden Globulin (TBG), und die wiederum, wie der Name andeutet, Schilddrüsenhormone binden. Mit der Folge, dass unser freies T3 nicht zu unseren Zellen vordringt, um sie mit Energie zu versorgen, sondern inaktiv wird und gebunden an ein Eiweißteilchen durch unsere Blutbahn kreist und wirkungslos bleibt. Ein Estradiol-Überschuss wirkt sich also negativ auf die Funktion der Schilddrüse aus und kann eine Hypothyreose vielleicht nicht allein verursachen, aber sehr wohl verstärken.

Zudem, und das ist wieder eine dieser unliebsamen Kettenreaktionen, belastet eine Östrogendominanz durch Fettanlagerung die Leber, die daraufhin weniger Östrogen im Blut abbaut, was wiederum die Östrogendominanz verstärkt und damit auch das Entstehen einer Fettleber, die, wir wissen es, ihrerseits eine Hypothyreose begünstigt und insofern auch unsere verdammten Beschwerden mit verursachen kann: Übergewicht, Trägheit, depressive Verstimmtheit und so weiter.

Jetzt aber auch mal was Gutes für die Schilddrüse: Kommen wir zu Progesteron. Ich habe ja weiter oben bereits von diesem wichtigen Hormon gesprochen und bin, wie Sie vielleicht gemerkt haben, auch eine Art »Fan« von ihm, wenn man das so sagen kann. Denn es ist von großer Bedeutung, und zwar weit über den Menstruationszyklus der Frau hinaus.

Lassen Sie uns das bitte etwas genauer ansehen. Es erklärt viele unserer Beschwerden. Es kann, vor allem rund um die Wechseljahre, ein echter *Gamechanger* sein. Also: Progesteron ist ein sogenanntes Gestagen, ein Steroidhormon, das bei Frauen nach dem Eisprung durch den Gelbkörper produziert wird, um die Schleimhaut der Gebärmutter auf die Einnistung einer befruchteten Eizelle vorzubereiten. Kommt es nicht zu einer Befruchtung, löst das Absinken des Spiegels dann die Menstruation aus. Es bestimmt also den Zyklus der Frau. Es wird in kleineren Mengen aber auch in den Nebennieren produziert, daher ist es ebenso für Männer ein nicht zu unterschätzendes Hormon, zudem von der Plazenta während einer Schwangerschaft. (In der wirkt es wie ein natürliches Muskelrelaxans und beruhigt die Gebärmutter, um Wehen und Frühgeburten vorzubeugen.)

Über den Zyklus der Frau hinaus ist Progesteron der natürliche Gegenspieler der Östrogene. Es sorgt in unserem Körper dafür, dass Estradiol und Konsorten nicht überhandnehmen, also keine Östrogendominanz entstehen kann, die bei vielen Frauen zu prämenstruellen Beschwerden führt, nämlich zu Wassereinlagerungen, Brustspannen oder auch Verstimmtheit. Progesteron ist hier die Gegenkraft. Es wirkt beruhigend, entzündungshemmend und leicht entwässernd. Das auch, weil es direkt unser Nervensystem beeinflusst.

Sicher haben Sie schon mal etwas von den GABA-Rezeptoren gehört. Die Gamma-Aminobuttersäure (Gamma-*a*mino*b*utyric *a*cid) ist der wichtigste Neurotransmitter, der hemmend auf das neuronale System wirkt, also die Erregung der Nervenzellen reduziert. Es ist so etwas wie die Bremse unseres Nervenkostüms. Und genau auf diese GABA-Rezeptoren wirkt Progesteron ein – mit der Folge, dass Progesteron eine angstlösende, schlaffördernde und krampflösende Wirkung auf unseren Organismus hat oder, andersherum, wir bei einem bestehenden Progesteronmangel an zunehmender Angst, Schlafstörungen und (krampfartigen) Schmerzen leiden können.

Zudem ist Progesteron gut für unsere Knochen.[14] Während Estradiol auf die Osteoklasten einwirkt, also den Knochenabbau bremst, stimuliert Progesteron die Aktivität der sogenannten Osteoblasten. Das sind diese Zellen, die für das

Knochenwachstum in unserem Körper verantwortlich zeichnen. Das heißt, ohne oder mit zu wenig Progesteron machen diese Zellen nicht mehr viel, was erklärt, warum bei Frauen, die keinen Eisprung haben, vor, in oder nach den Wechseljahren der Knochenaufbau verlangsamt ist und der Abbau der Knochendichte befördert wird. Progesteron ist also wichtig, um sich vor einer Osteoporose zu schützen.

Nicht selten geht es bei den Gesprächen, die ich mit Frauen in der Praxis führe, auch um Libidomangel. Zugegebenermaßen ist das nicht direkt das erste Thema, das in der Anamnese zur Sprache kommt, was verständlich ist, denn mit Lust oder vielmehr Unlust geht man nicht unvorsichtig um, aber es kommt häufig vor. Und in gleichem Atemzug höre ich dann oft, ob das mit der fehlenden Lust am Testosteronmangel liegen könne und ob es eine Möglichkeit gäbe, das auf natürlichem Wege zu erhöhen oder auch zu substituieren. Das stimmt. Ein Zuwenig an Testosteron führt zu Libidomangel. Aber vor allem in den Wechseljahren sollte man hier meiner Erfahrung nach zunächst an Progesteron denken. Denn Progesteron ist die Vorstufe der männlichen Geschlechtshormone, der Androgene. Das heißt: Testosteron entsteht aus Progesteron. Und so habe ich es schon häufig erlebt, dass bei Frauen, die in oder nach den Wechseljahren Progesteron einnehmen, auch die Lust wieder da ist. (Oder auch durch Estradiol!)

Und was ist mit der Schilddrüse? Wie genau mischt Progesteron hier mit? In vielerlei Hinsicht: Progesteron hemmt Stress, fördert den Schlaf und unterstützt die Leberfunktion, was sich auf Umwegen positiv auf die Schilddrüse auswirkt und, kurz gesagt, in mehr Energie niederschlägt. Und vielleicht auch erklären mag, warum viele Frauen in den Wechseljahren eine Unterfunktion der Schilddrüse entwickeln – und zwar auch solche, die lange Zeit mit der Einnahme von

L-Thyroxin zufrieden waren und sich wohlfühlten, aber mit der Menopause trotz weiterer Einnahme von Thyroxin in derselben Dosierung Unterfunktionsbeschwerden entwickeln.

Doch es kann noch mehr: Progesteron macht die Zellen der Schilddrüse empfänglicher gegenüber TSH, also gegenüber den Impulsen der Hypophyse. Mit der Folge, dass der fT3- und fT4-Spiegel steigen und wir ebenso mehr Energie zur Verfügung haben.

Progesteron hilft zudem bei Entzündungen, auch von der Schilddrüse, besonders bei einer Hashimoto-Thyreoiditis. Das haben wir in der Praxis vielfach erleben dürfen. Vor allem während einer Schwangerschaft. Denn zahlreiche Hashimoto-Patientinnen, die zuvor an vielfachen Beschwerden litten, blühten während einer Schwangerschaft regelrecht auf – was wohl auch an der Wirkung des Progesterons auf die GABA-Rezeptoren liegt, die das Nervensystem nicht nur beruhigen, sondern ebenso Entzündungen hemmen.

So zeigen sich hier häufig bemerkenswerte Befunde, vor allem im Ultraschall: Während die Schilddrüse vor der Schwangerschaft oft entzündlich verändert und echoarm erscheint, zeigt sie sich unter dem Einfluss der hohen Progesteronkonzentrationen deutlich ruhiger, homogener und mit glatterem Gewebe.

Diese klinische Beobachtung machen wir uns in der Praxis übrigens auch gezielt zunutze: Bei stark entzündeten Schilddrüsen empfehlen wir – nach individueller Diagnostik – den therapeutischen Einsatz von bioidentischem Progesteron, um das Entzündungsgeschehen zu beruhigen. Progesteron wirkt also nicht nur hormonell regulierend, sondern besitzt auch ein beachtliches immunmodulierendes Potenzial, das besonders bei entzündlichen Schilddrüsenerkrankungen von Bedeutung sein kann.

CHECK

Ich denke, ich habe einen Progesteronmangel.
Wie finde ich heraus, ob es wirklich so ist?

Wegweisend sind hier die Symptome. Für einen Progesteronmangel sprechen ein verkürzter Zyklus (weniger als 26 Tage), Wassereinlagerungen, Reizbarkeit und Stimmungsschwankungen, zyklusabhängige Hautprobleme, manchmal Libidoverlust oder Migräne sowie – und das ist ein Kardinalsymptom des Progesteronmangels vor allem rund um die Menopause – Schlafstörungen. Für mehr Gewissheit empfiehlt sich als Selbsttest (wenn ein Zyklus besteht) ein Hormontagebuch, das die Zykluslänge, die Beschwerden und ihren Zeitpunkt dokumentiert. Treten die Symptome vor allem innerhalb der Woche vor dem Beginn der Menstruation auf, spricht das für einen Progesteronmangel.

Eine Alternative ist die Messung der Basaltemperatur entlang des Menstruationszyklus. Progesteron ist thermogen: Es erhöht die Körpertemperatur und führt mit dem Eisprung zu einer Erhöhung der Körpertemperatur von 0,2 bis 0,5 Grad. Der Anstieg der Basaltemperatur zeigt uns folglich, wie es um das Progesteron steht.

So gehen Sie dabei vor: Sie beginnen idealerweise am ersten Zyklustag und messen jeden Morgen direkt nach dem Aufwachen Ihre Körpertemperatur und notieren sie. Erhöht sie sich einen Tag nach dem Eisprung um 0,2 bis 0,5 Grad und hält diese Hochlage der Temperatur für zwölf bis vierzehn Tage an, ist das ein Hinweis auf einen ausgeglichenen Progesteronspiegel. Bleibt der Temperaturanstieg vollständig aus, so hat in der Regel kein Eisprung stattgefunden. Hält die Hochlage der Temperatur nur acht bis zehn Tage an, ist sie also verkürzt, so spricht das für einen Progesteronmangel.

Ein Mangel an Progesteron lässt sich auch im Blut oder im Speichel erkennen. Der ideale Zeitpunkt ist hier – sowohl im Blut als auch im Speichel – sieben Tage nach dem Eisprung, in der Regel der 21. Zyklustag. Warum? Weil hier der Progesteronspiegel gewöhnlich am höchsten liegt (was auch erklärt, weshalb ab diesem Tag häufig die prämenstruellen Beschwerden beginnen).

Beide Verfahren sind meiner Erfahrung nach grundsätzlich zuverlässig. Die Schwierigkeit ist bei beiden gleichermaßen eher der Zyklus, denn nur bei geringfügigen Schwankungen erwischen wir den falschen Tag und der Test zeigt einen vermeintlichen Mangel oder Überschuss. Das ist vor allem rund um die Menopause zu beachten. Hier ist der Zyklus zwar noch da oder gerade erst ausgeblieben, aber der richtige Zeitpunkt folglich kaum mehr zu bestimmen. Daher empfehle ich rund um die Menopause, also in der Regel zwischen dem 45. und dem 55. Lebensjahr, das symptomatische Vorgehen, das heißt die genaue Anamnese. Und hier sind meiner Beobachtung nach die Kardinalsymptome Schlafstörungen und mehr oder minder ausgeprägte Stressintoleranz ein deutlicher Hinweis auf einen Progesteronmangel.

Zwar gibt es bisher keinen handfesten wissenschaftlichen Beweis, aber die Schilddrüsenfunktion und unser seelisches Befinden, die Psyche, scheinen sehr eng miteinander verwoben zu sein. Nicht nur angesichts der ähnlichen Symptomatik wie Trägheit, Antriebsschwäche oder Selbstzweifel, sondern auch durch gegenseitiges Bedingen; denn Patientinnen mit einer Depression entwickeln laut Erhebungen überdurchschnittlich häufig eine Unterfunktion der Schilddrüse und Patientinnen mit einer Hypothyreose leiden vermehrt an Depressionen.[15]

Dahinter steckt wahrscheinlich die enge Verknüpfung zwischen unserem aktiven Schilddrüsenhormon fT3 und dem Neurotransmitter Serotonin. Sie kennen es vielleicht unter der Bezeichnung »Glückshormon«. Aber Serotonin kann noch viel mehr, ja, es ist fast beängstigend, wie tiefgreifend es auf unseren Organismus einwirkt. Es spielt eine Schlüsselrolle in unserem Nervensystem, aber auch in unserem Darm. Als Botenstoff beeinflusst es maßgeblich unsere Stimmung, wenn wir nämlich viel davon haben, sind wir einfach gut drauf, es fördert als Vorstufe von Melatonin einen guten Schlaf, reguliert zudem den Hunger, erhöht unsere Aufnahmefähigkeit, senkt das Schmerzempfinden und – last, but not least – sorgt in unserem Darm für Bewegung: Es fördert die Peristaltik.

Kurzum: Ein ausgewogener Serotoninhaushalt ist mit entscheidend für unser körperliches und seelisches Wohlbefinden. Ein Mangel an Serotonin erscheint also nicht gerade als wünschenswert. Er ist mit richtig schlechter Laune assoziiert und kann eine Spirale in Gang setzen, die geradewegs nach unten führt – so läuft das ja häufig, dass in einer Art Pingpong-Modus das eine zum anderen kommt, die Erschöpfung bedingt die Trägheit, die Trägheit führt zu Selbstzweifeln, die Selbstzweifel treiben uns in die Einsamkeit … Und ein Mangel an Serotonin kommt gar nicht so selten vor oder, besser ausgedrückt, der Spiegel an Serotonin ist bei manchen Menschen einfach ein bisschen zu niedrig, um sich richtig knackig, frisch und voll Elan zu fühlen.

Und hier betritt nun die Schilddrüse das Spielfeld. Sie ist wie immer mit von der Partie. In diesem Fall als eine Art Geburtshelferin, wenn man das so sagen kann. Denn Serotonin entsteht über 5-HTP aus der Aminosäure L-Tryptophan. Und diese »Umwandlung« wird durch die Schilddrüsenhormone beschleunigt, und zwar – dreimal dürfen Sie raten – durch das aktive Schilddrüsenhormon fT3. Das heißt, wenn unsere Schilddrüse nicht richtig läuft beziehungsweise unser fT3-Spiegel zu niedrig oder einfach nur niedrig ist, sinkt unser Serotoninspiegel und wir sind, Sie ahnen es, missgelaunt, schwerfällig und bleiben am liebsten daheim.

Eine Hypothyreose zieht uns also nicht nur körperlich runter, sondern nachweislich auch seelisch; und sie kann eine Depression verursachen. (Das ist mit Sicherheit auch der Grund, warum uns in der Praxis nach einer Umstellung von Thyroxin auf ein organisches Schilddrüsenextrakt, das ja fT3 enthält, sehr viele Patientinnen davon berichten, dass sie nicht nur mehr Energie haben, sondern schlichtweg bessere Laune haben.) Eine Depression kann andersherum auch zu einer Hypothyreose führen. Man weiß zwar nicht genau, warum, aber überdurchschnittlich viele Menschen mit einer Depression leiden an einer Unterfunktion der Schilddrüse. Und auch hier scheint fT3 eine herausragende Rolle zu spielen, denn Studien zeigten, dass sich bei Patientinnen und Patienten, die an einer Depression leiden, durch die Gabe von T3-Präparaten eine Verbesserung der Beschwerden einstellte.[16]

Wenn wir nach der Ursache einer Unterfunktion der Schilddrüse fahnden, sollten wir also auch die Seele berücksichtigen. Sie kann die Schilddrüse über Serotonin bremsen und fügt sich somit in die große Runde der möglichen Verursacher einer Hypothyreose ein. Doch mit ihr können wir nun diesen Kreis schließen, der sich gewiss noch erweitern ließe, aber mehr Ursachen sind nicht bekannt, auf jeden Fall mir nicht, denn die Schilddrüse oder vielmehr das Hormonsystem bleibt weiterhin eine unfassbar komplexe Angelegenheit, von der wir nur einen Bruchteil kennen.

Aber wir haben uns angenähert und ich hoffe, dass Sie nach diesem Kapitel den Weg, den Ihre Schilddrüsenhormone durch unseren Körper über verschiedene Barrieren hinweg zu nehmen haben, besser verstehen, und möchte zum Abschluss besonders zweierlei festhalten: dass zur erfolgreichen Behandlung der Hypothyreose oft nicht allein der Blick auf die Schilddrüse genügt, sondern wir sie auch im Kontext unserer Lebensrealität betrachten sollten, also hinsichtlich Alter, Ernährung, seelischer Verfassung und sozialer Bindung. Denn hier finden wir oft den wahren Grund für das Erlahmen unseres Stoffwechsels. Und zweitens: dass wir all das, was wir an Energie fühlen, dem aktiven Schilddrüsenhormon verdanken, dem freien T3.

Die Wirkstoffe der Schilddrüsentherapie

Was hilft mehr: L-Thyroxin oder Schilddrüsenextrakt?

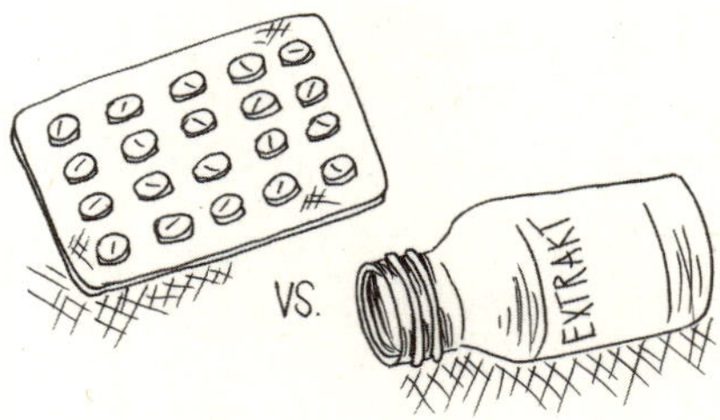

Im Anfang war der Extrakt: Der Beginn der modernen Schilddrüsentherapie

Als ich zur Vorbereitung auf dieses Buch über die Geschichte der Schilddrüsentherapie recherchierte, fiel mir ein kurioser und fast schon unglaubwürdiger Moment in der Historie unserer doch allzu häufig unterschätzten und in der Therapie gern unbeachteten Schilddrüse auf, nämlich dass ihre lebensnotwendige Wirkung für unseren Organismus erst erkannt wurde, als sie nicht mehr da war, und zwar durch eine operative Entfernung.

Das war 1876. In diesem Jahr nahm der Schweizer Chirurg Theodor Kocher die ersten erfolgreichen chirurgischen Entfernungen der Schilddrüse vor, die sogenannte Strumektomie.[17] Das brachte ihm große Anerkennung ein, unter anderem 1909 den Nobelpreis für Physiologie oder Medizin – zu Recht, denn er konnte mit seiner Operationstechnik die

Sterblichkeitsrate bei solchen Operationen deutlich senken. Im Anschluss der Operationen musste er aber feststellen, dass seine Patientinnen zwar die knotige Schilddrüse los waren, es ihnen jedoch von Tag zu Tag schlechter ging. Kocher beschrieb es als einen körperlich-seelischen Verfall, den seine Patientinnen nach der Operation erlebten. Er erkannte darin, dass die Schilddrüse anscheinend eine nicht völlig zu unterschätzende Bedeutung für den Organismus haben musste, und gab damit den Startschuss für die Forschung und Aufklärung der hormonellen Regelkreise rund um die Schilddrüse.

Dass die Schilddrüse oder vielmehr ihre Hormone irgendwie von Bedeutung für den Organismus sind, wusste man zwar schon früher – sowohl in der westlichen als auch in der östlichen Medizin wurden Kropfleiden und allgemeine Schwäche unter anderem mit der Asche jodhaltiger Algen behandelt –, aber die richtigen Zusammenhänge konnte man nur vermuten. Das passierte erst ab den 1850er-Jahren, als Physiologen und Ärzte an Tier und Mensch rund um die Schilddrüse forschten und dann – mit der Kocher'schen Operation und der postoperativen Beobachtung des Verfalls – plötzlich zahlreiche und teils wilde Experimente zur Therapie der Hypothyreose aufpoppten.

So stellte der Physiologe Moritz Schiff fest, dass ein Hund ohne Schilddrüse verstirbt, und pflanzte in den 1860er-Jahren per Operation Hunden eine Schilddrüse vom Schaf in den Bauchraum ein, was ihnen das Leben sicherte, worauf das in den 1890er-Jahren die zwei portugiesischen Ärzte Bettencourt und Serrano an Menschen versuchten, ihnen also auch Schafsschilddrüsen in den Bauchraum transplantierten und – mit Erfolg – ihre Hypothyreose behandelten.[18] Zeitgleich wurde auch mit tierischen Schilddrüsen experimentiert, die – von den nicht gerade zu beneidenden Patienten – in der Therapie roh oder gekocht oder in Pulverform gegessen werden mussten. So gibt es im *British Medical Journal* aus dem Jahr 1891 zum Beispiel einen Fallbericht des Arztes Hector Mackenzie, der ausführlich über die Behandlung einer 37-jährigen Frau berichtet, die an einer schwerwiegenden Hypothyreose litt – mit Haarausfall, Gedächtnis- und Sprachverlust und Schwellungen, die so ausgeprägt waren, dass ihr Ehering aufgeschnitten werden musste.[19] Zur Therapie gab er ihr täglich ein bis zwei Schilddrüsen vom Schaf, und zwar fein geschabt auf Brot zum Verzehr oder in Glycerin gelöst zum Trinken, und schrieb im Verlauf der Behandlung (und dem Verzehr von mehr als zwanzig Schilddrüsen, von denen sie allerdings rund die Hälfte wieder erbrach!), dass er seine Patientin nicht mehr wiedererkennen würde – ihre Schwellungen seien verschwunden, ihre zu Beginn der Therapie niedrige Körpertemperatur gestiegen, ihr sei wieder warm und sie könne wieder schwitzen.

Andere, wie etwa der britische Arzt George R. Murray, spritzten Schilddrüsenextrakt, zunächst zweimal wöchentlich, später einmal alle zwei bis drei Wochen, und berichteten von ähnlichen Erfolgen. So schrieb Murray, dass sich der Zustand seiner 47 Jahre alten Versuchspatientin bereits nach der ersten Spritze dramatisch verbessert habe, auch in Dingen, die er sich nicht erklären könne.[20]

Das ist der Beginn der modernen Schilddrüsentherapie. Ich schreibe das hier auf, weil wir uns, nach inzwischen über hundert Jahren der Entwicklung, ziemlich glücklich schätzen können, dass wir nicht zu den ersten Patienten gehörten. Eine in Glycerin gelöste Schafsschilddrüse zum Frühstück stelle ich mir ziemlich hart vor. Dieser fragwürdige Genuss entgeht uns, zum Glück, und das verdanken wir ein paar wenigen Pionieren der Medizin und nicht zuletzt auch den Patienten und Patientinnen, die sich für solcherlei Experimente zur Verfügung stellten.

Zu diesen Pionieren gehört auch Georg Friedrich Henning, ein Pharmakologe aus Berlin, der nach der Entdeckung der chemischen Struktur der Schilddrüsenhormone im Jahr 1926 unter dem Namen »Thyroxin Henning« das erste synthetische Schilddrüsenpräparat zur Behandlung der Hypothyreose auf den Markt brachte.[21]

Von da an gab es anstelle des Schafs Tabletten. Ein Selbstläufer war das »Thyroxin« allerdings nicht. Zeitgleich wurde auch die Therapie mit organischen Präparaten weiterentwickelt, vor allem in den USA, wo bald das Präparat Armour Thyroid auf den Markt kam und eine bis heute gültige Rezeptur festgelegt wurde: »einen von Fett und Bindegewebe gereinigten, pulverisierten und getrockneten Schilddrüsenextrakt« vom Schwein, der »38 µg L-Thyroxin und 9 µg Trijodthyronin pro Grain enthalten soll«.[22] Oder in Österreich, wo Thyranon, ein Extrakt aus Rinderschilddrüsen, das es in Tabletten mit 50 und 100 Milligramm gab, das marktbestimmende Medikament wurde. Die Entwicklung verlief also parallel. Und führte auch zu teils hitzigen Diskussionen.

Man kann in einem Artikel mit der Überschrift »The History and Future of Treatment of Hypothyroidism«[23] anhand von Zitaten die wechselseitigen Beziehungen ablesen. So heißt es 1955, dass die meisten Patienten mit 1,5 bis 2 »Grain« Thyroid zufrieden seien, und selbst 1971 schreibt ein Arzt noch, dass Thyroid »das Mittel der Wahl zur Behandlung der Hypothyreose sei«. Ab Mitte der 1970er-Jahre beginnt dann allerdings der Siegeszug des synthetischen Präparates, des L-Thyroxins, weil es leichter zu standardisieren ist, aber auch aus einem wirtschaftlichen Grund: Es ist günstiger in der Herstellung. Heute ist es weltweit das Standardpräparat zur Behandlung der Hypothyreose.

Der Wirkstoff steckt in einer Vielzahl von Präparaten: Synthroid, L-Thyrox, Eferox, Euthyrox, Tirosint, Levothyroxin und so weiter. Und ist eine Marktmacht, denn Schätzungen zufolge haben 5 bis 10 Prozent der Weltbevölkerung eine Unterfunktion der Schilddrüse. Was sich dann auch in einem nicht unerheblichen Umsatz in den Bilanzen der Pharmafirmen niederschlägt – so wurden im Jahr 2017 in den USA über 100 Millionen Packungen mit dem Wirkstoff L-Thyroxin verkauft und in Deutschland, ebenfalls 2017, 21 Millionen Packungen. Der Gesamtumsatz aus Thyroxin-Präparaten lag 2023 bei 3,8 Milliarden Dollar und wird Schätzungen zufolge bis ins Jahr 2034 auf 5,4 Milliarden Dollar steigen.[24]

L-Thyroxin macht das Rennen – oder doch nicht?

Ich bleibe bei der Einschätzung, dass L-Thyroxin grundsätzlich ein gutes Präparat ist. Aber wo viel Geld im Spiel ist, ist auch Macht. Und Macht besitzt eine aus ihr selbst hervorgehende Eigendynamik, nämlich dass sie sich erhalten will. Das führt zu dem Risiko, dass sich die Macht im Sinne des Selbsterhalts besser darzustellen versucht, als sie vielleicht ist – und nimmt hierzu Einfluss auf die öffentliche Meinung (über sich selbst) und alles, was dazugehört. Kurz gesagt, kann man das auch als »Lobbyismus« bezeichnen. Ich bin kein Wirtschaftsjournalist, ich bin noch nicht einmal besonders wirtschaftsinteressiert, aber auf der Suche nach Hinweisen, wie Pharmaunternehmen ihre Interessen über die Einflussnahme auf Wirtschaft und Gesellschaft vertreten, teilweise auf dubiosem Wege, muss man nicht besonders investigativ sein, im Gegenteil: Es scheint eher Daily Business zu sein, dass sich Pharmaunternehmen vor allem auch durch die Beeinflussung der Wissenschaft Vorteile verschaffen wollen.

Zum Beispiel mittels klinischer Studien. Sie sind die Grundlage für die Entwicklung von Medikamenten und geben Ärzten eine Orientierung, wie sie ihren Beruf ausüben und welche Medikamente sie verschreiben. Wenn wir krank sind, werden wir so behandelt, wie es diese klinischen Studien vorgeben. Sie sollten also unabhängig sein. Klar, weil es hier um unsere Gesundheit geht. Aber ob das so ist, scheint eher fraglich. Denn klinische Studien werden zunehmend von Unternehmen gesponsert, die die zu untersuchenden Produkte selbst herstellen. Und das ist nicht unabhängig, sondern eher so, als wäre der Trainer eines Fußballteams gleichzeitig der Schiedsrichter. Dafür gibt es auch Belege: So zeigen unabhängige Untersuchungen, dass in Studien, die von der Pharmaindustrie gesponsert werden, die Medikamente des jeweiligen Sponsors besser dargestellt sind als in Studien aus unabhängigen Quellen.[25]

Wie Pharmaunternehmen ihre eigenen Interessen vertreten, dazu gibt es auch Einzelfälle. So etwa die Causa »Eli Lilly«. Sie zeigt, wie das im Jahr 2024 verabschiedete Medizinforschungsgesetz der Bundesregierung zugunsten der Pharmaindustrie angepasst wurde, und zwar entsprechend einer Forderung des amerikanischen Pharmakonzerns Eli Lilly.[26]

Ein anderes Beispiel ist die Debatte um die Freigabe der Corona-Impfstoffe in den Jahren 2021 und 2022. Ob die Impfstoffe etwas brachten oder nicht, steht auf einem anderen Papier, aber in dieser Kontroverse bewirkten Pharmaunternehmen durch konzentrierte Lobbyarbeit bei deutschen Entscheidungsträgern wie Angela Merkel eine Kehrtwende von schlichtweg 180 Grad. Während sich Frau Merkel im April 2020 noch für eine Freigabe aussprach, war davon ein Jahr später nichts mehr zu hören, im Gegenteil: Die deutsche Regierung war es, die auf internationaler Ebene die

Freigabe der Patente blockierte. Wie es zu dieser Kehrtwende kam und vor allem Pharmaunternehmen die Entscheidung beeinflussten, kann man auf der unabhängigen Plattform abgeordnetenwatch.de nachlesen.[27] Aber das ist ein anderes Thema.

Uns betrifft diese Einflussnahme der Pharmaindustrie vor allem dann, wenn wir wegen einer Behandlung beim Arzt sind, zum Beispiel wegen der Schilddrüse; denn Behandlungen orientieren sich an den sogenannten Leitlinien. Die Leitlinien werden von der AWMF, der Arbeitsgemeinschaft der Wissenschaftlichen Medizinischen Fachgesellschaften, verfasst und stellen eine Orientierungshilfe für die Behandlung von insgesamt rund 750 Erkrankungen dar – von A wie *Adipositas* und B wie *Brennen beim Wasserlassen* über H wie *Hörsturz* und K wie *Kreuzschmerzen* bis hin zu Z wie *Zysten der Nieren*. Das ist eine gute Sache. Denn man kann von keinem Arzt verlangen, vor allem nicht von den Hausärzten, die das ganze Spektrum der Erkrankungen abdecken, dass sie jedes Detail zu jeder erdenklichen Erkrankung immerzu parat haben. Da ist ein Nachschlagewerk zum aktuellen Stand der Forschung eine wichtige Stütze.

Allerdings nur dann, wenn es unabhängig von wirtschaftlichen Interessen ist. Und ähnlich wie bei den klinischen Studien scheint es hier Zweifel zu geben, auch seitens der Ärzteschaft selbst. So etwa von Thomas Lempert. Er ist Chefarzt für Neurologie an der Schlosspark-Klinik in Berlin, wirkt selbst an Leitlinien mit und hat mit Gleichgesinnten im Jahr 2015 das Projekt Leitlinienwatch ins Leben gerufen, um offenzulegen, ob bei Mitarbeitenden an einer Leitlinie Interessenkonflikte bestehen, sprich: ob Autorinnen und Autoren einer Leitlinie Geld von der Pharmaindustrie erhalten. Und das nicht ohne Grund, denn anscheinend kommt das häufig vor. Auffällig sei, sagt Lempert hierzu in einem Interview mit dem Deutschlandfunk, wie oft Leitlinienautoren finanzielle Verbindungen zur Industrie hätten, zur Arzneimittelindustrie, eben zu den Herstellern der Produkte, die in den Leitlinien bewertet werden müssen. Als Beispiel nennt er hier die 2019 überarbeitete Cholesterin-Leitlinie, worin der Normwert insbesondere für das LDL-Cholesterin um ein Drittel abgesenkt wurde und bei der 22 von 23 Mitwirkenden auf der Lohnliste von Pharmaunternehmen standen, die selbst Statine, das sind Cholesterinsenker, herstellen.[28]

Bei der 2023 überarbeiteten Leitlinie »Erhöhter TSH-Wert in der Hausarztpraxis« für die Hypothyreose sieht es da schon besser aus. Da steht *nur* ein Mitwirkender auf der Lohnliste eines Pharmakonzerns, der Thyroxin herstellt. Ob man das nun in Zusammenhang damit sehen kann, dass L-Thyroxin laut Leitlinie das einzige Medikament zur Behandlung einer Hypothyreose ist, scheint eher nicht der Fall zu sein, aber nichtsdestotrotz: L-Thyroxin ist alternativlos.[29] Das kann man nachvollziehen. L-Thyroxin ist standardisiert, günstig in der Herstellung und – so laut Leitlinie das ausgegebene Ziel der Therapie einer Hypothyreose – ermöglicht das Erreichen eines euthyreoten Zustands, also eines unauffälligen TSH-Wertes im Blut, und zwar ausschließlich eines TSH-Wertes, der in der Norm liegt. Auch das ist nachvollziehbar, denn es ist schön, auch einfach, wenn sich Gesundheit so klar bemessen lässt und wir mit einem Wert eindeutig zwischen einer gesunden und einer kranken Schilddrüse unterscheiden können. Das ist der Traum der Wissenschaft (und in diesem Fall auch der Wirtschaft). Aber hat das, was die Leitlinie hier vorgibt, etwas mit dem Befinden einer Patientin zu tun? Macht ein guter TSH-Wert gesund? Und führt die Einnahme von L-Thyroxin zu einer Verbesserung der Beschwerden?

Eine unabhängige Metaanalyse von 21 Studien aus dem

Jahr 2019 zeigt hier Gegenteiliges: Sie sagt, dass bei nur rund 20 Prozent der Patienten eine signifikante Besserung des Befindens während der Einnahme von L-Thyroxin eingetreten sei. Bei der Auswertung der Studien stellte sich zudem heraus, dass sich der TSH-Wert bei 62 Prozent der Patienten auch ohne L-Thyroxin wieder normalisiert hatte und es den Probanden, die Thyroxin eingenommen hatten, im Schnitt nicht besser oder schlechter ging als allen anderen.[30] Zudem seien 10 bis 15 Prozent der Patientinnen, die unter einer Thyroxin-Therapie einen normalen TSH-Spiegel aufweisen, mit ihrer Lebensqualität unzufrieden und würden über weiter bestehende Symptome einer Hypothyreose klagen, wie Prof. Dr. Michael Weissel in einem lesenswerten Artikel schreibt.[31]

Das sind *nur* zwei Studien und das ist nicht *die alleinige* Wahrheit. Aber sie zeigen, dass die in den Leitlinien verankerte Exklusivität von L-Thyroxin nicht ganz dem Wohl der Patientinnen entspricht. Dabei haben wir noch nicht einmal über seine Nebenwirkungen gesprochen. Und die gibt es. Eine Studie aus dem Jahr 2024 zeigt zum Beispiel, dass bei Patientinnen, die L-Thyroxin einnehmen, ein stärkerer Verlust sowohl der gesamten Masse als auch der Dichte der Knochen festgestellt wurde als bei Patientinnen, die es nicht einnahmen. Das Medikament begünstigt also das Entstehen einer Osteoporose, und zwar der Studie zufolge auch bei Patientinnen, deren Schilddrüsenwerte im Blut unter der Thyroxin-Einnahme im Normbereich lagen. Oder, wie einer der Autoren der Studie sagt, selbst bei leitlinienkonformer Therapie kann L-Thyroxin bei älteren Menschen zu gesteigertem Knochenverlust führen.[32] Zudem – und das unabhängig von Beschwerden, die sich durch falsche Dosierung von L-Thyroxin einstellen, nämlich Unruhe, Herzrasen, Schlafstörungen oder Haarausfall – erhöht eine Über- oder

Unterdosierung von L-Thyroxin das Risiko, an einer Herz-Kreislauf-Erkrankung zu sterben, wie eine weitere Studie aus den USA herausfand, die mehr als 705 000 amerikanische Veteranen über gut vier Jahre beobachtet hatte.[33]

Diese Studien rütteln am Thron des Thyroxins. Und ich bin mir sicher, dass jeder Hausarzt, Internist oder Endokrinologe auch Patientinnen hat, denen es trotz der Einnahme von L-Thyroxin und einem TSH-Wert in der Norm nicht gut geht. Umso mehr frage ich mich, und das überwiegend auf der Grundlage von Erfahrungen meiner Patientinnen, warum die Exklusivität dieser Therapie in der Praxis nicht öfter hinterfragt wird. Es scheint eher das Gegenteil der Fall zu sein. Jedenfalls berichten mir meine Patientinnen häufig davon, wie allergisch insbesondere manche Endokrinologen auf ihren Vorschlag reagiert hätten, mal eine alternative Therapie zu versuchen, zum Beispiel mit Schilddrüsenextrakt anstelle von Thyroxin. Die Reaktionen, die ich hier wiedergebe, waren teils Überheblichkeit, teils Wut und steigerten sich bis zu Drohungen. In meinen Notizen, die ich mir stets während der Anamnese mache, habe ich einige dieser Äußerungen festgehalten. Sie reichen von »Sie werden sterben, wenn Sie das einnehmen« über »Wenn Sie kein Thyroxin einnehmen, werde ich Sie nicht weiterbehandeln« bis hin zu Lachanfällen und einem Rauswurf. Woher diese inadäquaten Reaktionen angesichts eines wackligen Gesundheitssystems kommen, unter dem ja nicht nur die Patientinnen, sondern vor allem Kassenärzte leiden, vermag ich nicht zu sagen. Aber sie begegnen mir täglich; und das finde ich, um es mal persönlich zu sagen, schade – nicht nur für die vielen Patientinnen, denen eine Chance verweigert wird, sondern auch für weite Teile der Medizin selbst, die sich durch ein veraltetes Selbstbild Wege verbaut, um aus der Krise zu kommen.

Schilddrüsenextrakt – ein zweiter Frühling?

Lassen Sie uns über Thyroid, NDT (Natural Desiccated Thyroid) oder, wie wir es auch immer nennen, »das Schilddrüsenextrakt« sprechen. Wir haben gesehen, es blieb im Wettlauf mit Thyroxin auf der Strecke, aber halt, seit einigen Jahren erlebt es eine Renaissance. So lässt sich darüber nicht nur in zahlreichen Selbsthilfegruppen, auf Webseiten und Podcasts etwas vernehmen, sondern auch das globale Marktvolumen von NDT vergrößert sich nach einem deutlichen Rückgang in den 1980er- und 1990er-Jahren wieder kontinuierlich – so lag der globale Umsatz mit NDT im Jahr 2024 bei rund 426 Millionen Dollar und soll sich Prognosen zufolge bis 2033 auf rund 1,2 Milliarden Dollar vergrößern. Allein in Deutschland stieg die Zahl der Verschreibungen in fünf Jahren bis 2024 laut Erhebungen um 25 Prozent.[34]

Auch wenn die erhöhte Aufmerksamkeit für NDT allein eine Zunahme der Verschreibungen erklären könnte, sind das Zahlen, die für NDT sprechen – oder jedenfalls nicht dagegen. Aber gibt es dafür auch Beweise oder vielmehr Studien, die die Wirksamkeit belegen? Hier etwas zu finden, ist nicht einfach. Groß angelegte Studien werden in der Regel nur für Wirkstoffe durchgeführt, die gut vermarktet werden können und auf diese Weise den Forschungsaufwand refinanzieren. Dafür muss man die Produkte schützen können. Die Gesetzeslage gibt jedoch vor, dass Naturstoffe nicht patentierbar sind, weil sie bereits existieren – und man kann ja nur das schützen, was neu, erfinderisch und gewerblich anwendbar ist. So bleiben sehr vielversprechende Wirkstoffe, die es eigentlich schon gäbe, weil sie in der Natur vorkommen, wissenschaftlich auf der Strecke, zum Beispiel Progesteron. Während es für synthetisches Medroxyprogesteron zahlreiche Studien gibt, existieren für bioidentisches Progesteron kaum welche. Oder Jod. Es gibt epidemiologisch deutliche, auch durch kleine Studien belegte Hinweise, dass eine hohe Jodzufuhr, wie etwa in Japan, vor Brustkrebs schützt und in sehr hoher Dosis, jedenfalls bei Tieren, Brustkrebs sogar heilen kann. Aber da der Wirkstoff nicht patentierbar ist, gibt es hierzu keine Studien und, gemäß wissenschaftlichem Selbstverständnis der Schulmedizin, keine Akzeptanz – denn wo keine Evidenz, da keine Empfehlung. Das ist schade, denn so bleiben viele natürliche Heilwege unerschlossen. Und das betrifft natürlich auch NDT. Es ist ein Naturstoff, folglich nicht patentierbar und als solcher für größere von Pharmafirmen betriebene Studien nicht interessant.

Kleine Studien zu NDT sind bekannt. Zum Beispiel eine doppelblinde Crossover-Studie aus dem Jahr 2013. In ihr wurden siebzig Patienten für sechzehn Wochen untersucht, von denen 35 zunächst NDT und dann L-Thyroxin einnahmen und die anderen 35 zunächst L-Thyroxin und dann NDT. Es stellte sich dabei heraus, dass die klinischen Untersuchungen am Ende der Studie keinen Unterschied zwischen den Wirkstoffen zeigten, sich aber 49 Prozent der Probanden für NDT aussprachen und nur 19 Prozent für L-Thyroxin. Sie hätten sich besser gefühlt, zudem kam es im Mittel unter Einnahme von NDT zu einer Gewichtsabnahme von 1,5 Kilogramm. In der Zusammenfassung der Studie heißt es dann folglich, dass NDT für die Behandlung von Patienten mit einer Hypothyreose relevant sei.[35]

Zu einem ähnlichen Ergebnis kommt eine Metaanalyse aus dem Jahr 2024, durchgeführt von Prof. Dr. Adrian Heald von der University of Manchester. In ihr wurden zahlreiche kleine Studien und Untersuchungen aus den letzten Jahrzehnten gesichtet und verglichen. Mit dem Ergebnis, dass NDT besonders bei Patientinnen, die nicht auf L-Thyroxin ansprächen, eine Therapieoption sei. In der Zusammenfassung heißt es: Einen erheblichen Nutzen erfuhren Patienten, die aufgrund ihres Mangels oder Ansprechens auf Levothyroxin mit NDT behandelt wurden. Obwohl es sich um eine ausgewählte Gruppe handelte, können die Schwere und Chronizität ihrer Symptome sowie die Tatsache, dass viele Patienten eine Linderung ihrer Symptome festgestellt haben, als gültiger Beweis für den potenziellen Nutzen der NDT angesehen werden, wenn sie nach sorgfältiger Abwägung anderer Differenzialdiagnosen und anderer Behandlungsmöglichkeiten angewendet wird.[36]

Das bestätigt meine Erfahrungen aus der Praxis. Ich kann aus eigener Beobachtung zwar kaum objektiv über L-Thyroxin berichten, da zu mir hauptsächlich Patientinnen kommen, die mit ihrer bisherigen Therapie, zumeist mit L-Thyroxin, nicht zufrieden sind. Aber wenn wir bei diesen Patientinnen L-Thyroxin absetzen oder, in vielen Fällen – inzwischen bei über zweitausend Patientinnen –, L-Thyroxin durch NDT ersetzen, kommt es bei 70 bis 80 Prozent zu einer Verbesserung der Beschwerdelage. Bei Patientinnen, die keine Schilddrüse mehr haben, entweder durch eine operative Entfernung oder eine Radiojodtherapie, würde ich behaupten, dass es nahezu 100 Prozent sind, die von einer Umstellung profitieren.

Ich vermute, dass hier die von uns schon besprochene Dejodase eine Rolle spielt, die, wie wir gelesen haben, zwar vor allem in der Leber stattfindet, aber eben auch in der Schilddrüse – ja, und die fehlt in diesem Fall. Dafür sprechen auch die Blutwerte, denn sie zeigen bei Patientinnen ohne Schilddrüse, die L-Thyroxin einnehmen, überproportional häufig einen in Relation hohen fT4-, aber niedrigen fT3-Spiegel. Das fT4 scheint hier nicht ausreichend umgewandelt zu werden und so ist es nachvollziehbar, dass eine Therapie mit

NDT, in dem bereits aktives fT3 steckt, besser anzuschlagen vermag. Kurzum: Es gibt zwar keine belastbare wissenschaftliche Evidenz für die Wirksamkeit von NDT, aber das, was vorliegt, sowohl kleinere Studien als auch Erfahrungswerte, zeigt, dass NDT eine gute Alternative zu L-Thyroxin zu sein scheint.

Aber wo kriegen wir es her? Und wie entscheide ich mich für das richtige Präparat? Das sind berechtigte Fragen, und da wir jetzt wissen, dass NDT eine Option ist, ist es an der Zeit, dass wir uns auf dem Markt für NDT umsehen. Der ist groß und er wächst, ist aber unübersichtlich. Der Grund ist, dass NDT in Deutschland nicht als Fertigarzneimittel angeboten wird und entweder als Individualrezeptur von einzelnen Apotheken oder als Nahrungsergänzungsmittel vertrieben wird. Es ist im Gegensatz zu L-Thyroxin nicht standardisiert. Das heißt, die Zusammensetzung der einzelnen Produkte variiert.

In der Regel bestehen NDT-Präparate aber aus getrockneter Schilddrüse vom Schwein oder Rind und enthalten die Schilddrüsenhormone T3 und T4, deren Vorstufen T1 und T2, dazu Jod, Calzitonin und stoffwechselaktive Hormonvorstufen wie Thyreoglobulin, selenhaltige Enzyme, Aminosäuren und Thyronamine – also alles, was auch die menschliche Schilddrüse produziert oder speichert. Die Mischverhältnisse und Dosiereinheiten weichen aber deutlich voneinander ab. Und das sorgt nicht selten für Verwirrung. Ich habe schon viele Patientinnen erlebt, die sich ausführlich mit NDT beschäftigten, es auch schon erworben hatten, sich aber zuletzt wegen fehlender Klarheit die Umstellung nicht zutrauten. Sie sorgten sich vor allem um die Dosierung: Was ist ein Grain? Wie viel ist das im Vergleich zu x mcg Thyroxin? Oder Thyreogland? Wie viel ist das umgerechnet in Metavive? Das soll für uns kein Hindernis sein! Denn zur Orientierung habe ich Ihnen hierzu eine Umrechnungstabelle eingefügt.

L-THYROXIN (reines T4)	THYREOGLAND	THYROID (z.B. von Receptura)	METAVIVE
10 mcg	5		
20 mcg	10	1/4 Grain	
25 mcg			1 KPS Metavive I (40 mg)
30 mcg	15		
40 mcg	20	1/2 Grain	
50 mcg	25		1 KPS Metavive II (80 mg)
60 mcg	30		
70 mcg	35		
75 mcg			
80 mcg	40	1 Grain	1x Metav. I + 1x Metav. II
90 mcg	45		
100 mcg	50		

Zunächst aber zum NDT-Markt in Deutschland: Es gibt NDT in zweierlei Form, einmal verschreibungspflichtig und dann frei verkäuflich. Zu den Apotheken, die NDT nach Individualrezepturen herstellen, gehören zum Beispiel die Klösterl-Apotheke in München oder die Receptura Apotheke in Frankfurt am Main und die Apotheke am Schlossplatz in Bonn (siehe »Hilfreiche Adressen« am Ende des Buchs). Die Rezepturen richten sich in der Regel nach der gesetzlich verankerten Neufassung der US-amerikanischen Monografie USP *(Thyroid)*[37] und enthalten neben den erwähnten Hormonvorstufen und organischen Begleitstoffen T4 und T3 im Verhältnis von 4 zu 1. In der Receptura Apotheke in Frankfurt am Main und in der Apotheke am Schlossplatz in Bonn wird NDT– angelehnt an den amerikanischen Markt – in Grain dosiert. 1 Grain enthält 64,1 Milligramm Schilddrüsenextrakt und 38 mcg (beziehungsweise µg) T4 und 9 mcg T3. Die Klösterl-Apotheke in München hat ein eigenes Produkt. Es nennt sich Thyreogland und ist in Stärken von 5, 10, 15, 20, 25, 30, 40, 50, 60, 70, 75, 80 und 100 mcg erhältlich. Die Stärke gibt hier den Gehalt von T4 an; und da T3, was ja im Verhältnis von 4 zu 1 in Thyreogland enthalten ist, drei- bis fünfmal so stark wirkt wie T4, kann man hier die Stärke verdoppeln, um es so mit einem reinen Thyroxin-Präparat zu vergleichen. Das heißt zum Beispiel: Thyreogland 10 enthält 10 mcg T4 und circa 2,5 mcg T3 und entspricht so in etwa der Wirkung von L-Thyroxin 20. Wenn man das wiederum umrechnet in Grain, käme man mit 9,5 mcg T4 und etwa 2,25 mcg T3 auf eine Dosis von ¼ Grain aus der Receptura Apotheke oder der Apotheke am Schlossplatz. Das sind Unterschiede, die schon mal verwirren. Gemeinsam ist den Rezepturen aber, dass sie allesamt den Anforderungen des amerikanischen Arzneibuchs entsprechen, was da bedeutet, dass sie rein, eindeutig identifizierbar, stabil und geprüft sind. Sie erfüllen pharmazeutische Ansprüche.

Was allerdings nicht zu eruieren war, auch nicht durch Nachfrage bei der Klösterl-Apotheke: woher genau die Schweineschilddrüsen kommen, die für die Produktion verwendet werden. Sie kommen aus den USA, das ist bekannt, aber wo und vor allem wie die Schweine gehalten und ob sie medikamentös behandelt werden, dazu konnte ich nichts herausfinden.

Die Herstellung nach »Arzneibuchqualität« ist wohl der größte Unterschied zwischen den verschreibungspflichtigen NDT-Präparaten und denen, die frei verkäuflich sind. Denn Letztere gelten nicht als Arznei-, sondern als Nahrungsergänzungsmittel und fallen somit unter das Lebensmittelrecht – das weniger strengen Auflagen und Kontrollen unterliegt. Die Qualität ist also nicht behördlich geregelt, sie hängt vor allem von Angaben ab, die Hersteller über sich selbst machen – zum Beispiel das englische Unternehmen The Natural Choice. Es vertreibt das NDT-Präparat Metavive von Procepts Nutrition, das es sowohl vom Schwein als auch vom Rind gibt. Metavive I und II enthalten gefriergetrocknetes Schilddrüsenextrakt vom Schwein, Metavive III und IV vom Rind.

Die Angaben, die das Unternehmen über die Herstellung der Produkte und vor allem über Haltungsbedingungen macht, sind überzeugend (und zertifiziert). So schreibt das Unternehmen: »Unser Schweinefleisch stammt aus Procepts eigenen Tierhaltungsbetrieben in Großbritannien. Dort werden unsere Schweine ohne den Einsatz von wachstumsfördernden Hormonen, Antibiotika oder Pestiziden aufgezogen. Die Tiere werden im Freien geboren und verbringen die erste Hälfte ihres Lebens auf natürlichen Grasweiden, bevor sie in große, mit Stroh gefüllte Ställe gebracht werden. Dort haben sie stets freien Auslauf, können sich in Gruppen sozialisieren und ihr natürliches Wühlverhalten ausleben.«[38]

Ähnliches gibt das Unternehmen Allergy Research Group an, das über Deltastar in den Niederlanden Thyroid vom Rind anbietet. Hier heißt es, dass die Rohstoffe für das Produkt ausschließlich von Tieren stammen, die unter strenger Kontrolle ohne Pestizide, Hormone und Antibiotika auf offenen Weiden in Neuseeland und Australien aufgezogen würden, und dass das gefriergetrocknete Schilddrüsengewebe schonend und ohne Zusatzstoffe verarbeitet würde. Auch das klingt gut, aber, wie gesagt, es bezieht sich auf Haltungs- und Herstellungsbedingungen, die transparent und zertifiziert zu sein scheinen, nicht aber auf eine pharmazeutisch standardisierte und kontrollierte Herstellung in Arzneibuchqualität.

Ein weiterer Unterschied zwischen den verschreibungspflichtigen und den frei erhältlichen NDT-Wirkstoffen ist die Dosierung. Während ein verschreibungspflichtiges Präparat, zum Beispiel Thyreogland 10, exakt 10 mcg T4 und circa 2,5 mcg T3 enthält, geben die frei verkäuflichen Präparate den Gesamtgehalt an Schilddrüsengewebe an, nicht aber den exakten Gehalt an hormonwirksamen Inhaltsstoffen. Zum Beispiel Metavive I. Es ist das *leichte* Präparat von The Natural Choice und eine Kapsel des Präparates enthält 40 mg getrocknetes Schilddrüsengewebe – wie viel T3 und T4 darin enthalten ist, darüber gibt es keine Angaben. Wir können es nur vermuten und uns an dem Mittelwert eines Grains orientieren. So enthielte 1 Kapsel Metavive I von 40 mg Schilddrüsengewebe demnach im Durchschnitt 24 mcg T4 und 5,6 mcg T3. Und das größere Gebinde von The Natural Choice, Metavive II mit 80 mg Schilddrüsengewebe, 48 mcg T4 und 11,2 mcg T3. Aber das sind nur Annäherungen; der tatsächliche Gehalt bleibt unbekannt und unterliegt – im Gegensatz zu zugelassenen Arzneimitteln wie Thyreogland – natürlichen Schwankungen.

Wir haben also zwei mögliche Alternativen zum synthetischen L-Thyroxin: die verschreibungspflichtigen, die in Arzneibuchqualität vorliegen, aber keine genaue Auskunft über die Herkunft des Schilddrüsengewebes machen können, und die frei erhältlichen, die in der Herstellung hohe ökologische Qualität aufweisen, aber nicht den pharmazeutischen Standards in Arzneibuchqualität entsprechen.

Und nun? Was tun? In meiner Ausbildungszeit in einer ärztlichen Praxis habe ich viel mit Thyreogland gearbeitet, inzwischen, in eigener Praxis, viel mit Metavive. Von der Wirkung her, geknüpft an die Rückmeldungen von Patientinnen und an Blutuntersuchungen, habe ich zwischen beiden Wirkstoffen kaum einen Unterschied gemerkt – die große Mehrheit der Patientinnen war zufrieden oder, sagen wir, fühlte sich besser als mit L-Thyroxin und in den Blutwerten zeigte sich das typische Bild, wenn ein Präparat mit aktivem T3 eingenommen wird, nämlich: ein im Unterschied zu L-Thyroxin relativ niedriger bis unterdrückter fT4- und ein relativ hoher fT3-Spiegel bei ausgeglichenem TSH. Schwankungen, die auf erhöhte oder zu niedrige Wirkstoffkonzentrationen zurückzuführen sind, habe ich bei Metavive trotz unklaren T3- und T4-Gehalts bisher nicht erlebt. Bei Thyreogland auch nicht. Mal abgesehen davon, dass man für Thyreogland ein ärztliches Rezept benötigt, ist der Unterschied zwischen beiden Präparaten für mich eher praktischer Natur: Metavive liegt nur in zwei Dosierungen vor, in Metavive I (und III vom Rind) mit 40 mg und Metavive II (und IV vom Rind) mit 80 mg, während Thyreogland (wie auch Thyroid) in sämtlichen Dosierungen vorliegt und zudem auf Anordnung auch individuell zubereitet werden kann. Das heißt: Wer einen hohen Hormonbedarf hat, muss damit rechnen, von Metavive drei bis vier Kapseln täglich zu schlucken, während bei Thyreogland, wenn sich die Dosierung einmal gefunden hat, eine ausreicht.

Für alle, die privat versichert sind, kommt ein weiterer Faktor hinzu, nämlich der von den Kosten, denn Thyreogland wird in der Regel von den Privatkassen erstattet, Metavive nicht – das wiederum wird, mit einem Heilpraktikerrezept, eher von Zusatzversicherungen erstattet. Gesetzlich Versicherte müssen für beide Präparate in der Regel selbst aufkommen, nur in Einzelfällen haben gesetzliche Krankenkassen Thyreogland meines Wissens erstattet. Hierzu ist es wichtig, die genaue Rezeptur auf dem Rezept zu vermerken. (Für 100 Kapseln Thyreogland 50 sähe das so aus: »Extr. gland. thyreoideae sicc. mit 50 µg T4, Kieselsäure ca. 0,5 %, Reisstärke [Füllstoff] q. s.; m. f. caps. Nr. 100«.)

Der Preis von beiden Präparaten unterscheidet sich auf den ersten Blick übrigens deutlich: Für Metavive II zahlen Sie aktuell für 90 Kapseln rund 40 Euro, für 100 Kapseln Thyreogland 25 um die 100 Euro. Von der Wirkung her entsprechen beide Präparate, also Metavive II und Thyreogland

25, in etwa L-Thyroxin 50 mcg. In dieser Berechnung wäre Metavive II also die günstigere Variante. Wenn Sie aber eine höhere Dosis benötigen, sagen wir zur Orientierung L-Thyroxin 150, müssten Sie täglich 3 Kapseln Metavive II einnehmen (also täglich rund 1,50 Euro), während Sie bei Thyreogland täglich eine Kapsel der Stärke 75 einnehmen würden und Sie das dann jeweils rund einen Euro kosten würde.

Mein Fazit: Wenn Sie L-Thyroxin einnehmen und dennoch an hypothyreoten Beschwerden leiden, lohnt sich eine Umstellung auf NDT – mehr noch: Es ist wahrscheinlich, dass Sie sich durch eine Umstellung besser fühlen werden. Für welches Präparat Sie sich dabei entscheiden, ob für Thyreogland (oder ein anderes verschreibungspflichtiges Thyroid) oder Metavive, macht von der Wirkung her meiner bisherigen Erfahrung nach keinen Unterschied.

Die Selbstanamnese

So finde ich heraus, wie es mir und meiner Schilddrüse geht

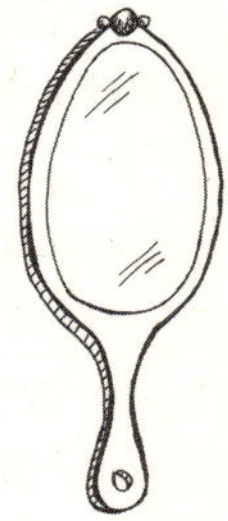

»Die Blutwerte passen, nehmen Sie L-Thyroxin weiter« – mit diesem Zitat von Ärzten, das mir sehr häufig im Gespräch mit nicht selten etwas resignierten Patientinnen begegnet, kommen wir in den praktischen Teil dieses Buchs. Mit der entscheidenden Frage: Was machen wir nun mit unserem L-Thyroxin? Müssen wir das wirklich ein Leben lang nehmen? Oder können wir es absetzen? Oder ersetzen?

Zur Beantwortung dieser Frage benötigen wir einen diagnostischen Maßstab, so wie es ihn in der klassischen Schulmedizin gibt. Sie bemisst die Gesundheit, anders ausgedrückt: unser Wohlbefinden, anhand von Parametern, nämlich mithilfe von Blutwerten und Ergebnissen apparativer Untersuchungen, die wissenschaftlich und auf Studien beruhend festgelegt sind. Das ist gut, weil es annähernd objektiv ist, es ist weniger gut, weil es der Vielschichtigkeit des individuellen Erlebens nicht gerecht wird oder, etwas böse ausgedrückt, jeden Einzelnen mit seinem ganz eigenen Päckchen auf dem Buckel per Pauschalrezept behandelt.

Den Maßstab, den die Schulmedizin zum Erfassen unseres Befindens anwendet, haben wir nicht – jedenfalls nur partiell. Wir haben keinen Ultraschall zu Hause, das nehme ich jedenfalls an, und vielleicht fehlt uns auch der eine oder andere Blutwert. Diesen Maßstab haben wir im Rahmen dieses Buchs nicht. Was wir aber haben, das ist unser ganz eigenes individuelles Erleben, unser Befinden. Und das ist nicht wenig, mehr noch, richtig und kritisch angewandt, ist das mehr als genug.

Ich kann es nicht oft genug sagen: Die Anamnese oder, im Rahmen dieses Buchs, diese Selbstanamnese ist meiner Erfahrung aus der Praxis nach das genaueste diagnostische Instrument, wenn es um Hormone geht. Warum? Weil unser Hormonsystem zu komplex ist, um es mittels der heute zur Verfügung stehenden Untersuchungsmethoden verlässlich abzubilden. Nur zur Erinnerung: Wir kennen aktuell fünfzig bis achtzig verschiedene klassische Hormone, gehen aber davon aus, dass es über tausend sind. Ein Hormon ist etwa 1 Nanometer groß, das ist der millionste Teil eines Millimeters, und wenige Pikogramm, das sind Bruchteile von einem millionstel Gramm, genügen, um in der Pubertät den weiblichen Zyklus und damit die gesamte weibliche Entwicklung in Gang zu setzen. Zudem interagieren Hormone miteinander und unterliegen Rückkopplungsmechanismen, die wir längst nicht verstanden haben und schon gar nicht verlässlich abbilden können.

Daher: Hormone sind das Abbild unseres täglichen Erlebens, sie führen uns durch verschiedene Lebensphasen, sind aber auch in jeder Sekunde unseres Daseins präsent, sie geben uns Kraft, machen jedoch auch Angst oder lassen uns verliebt sein. Sie sind unser Befinden. Und daher können wir über unser Befinden auch erkennen, wie es um unsere Hormone steht.

Wenn Sie nun glauben sollten, dass das easy peasy ist, also einfacher, als Ultraschalluntersuchungen oder dergleichen zu machen, möchte ich Sie hier aber auch etwas bremsen. Denn die Frage »Wie geht es mir?« ist nicht zu unterschätzen. Und schon gar nicht die sich daran anschließenden Fragen »Warum?« und »Was ist die Ursache?«. Denn mit diesen Fragen kommen wir auf den Grund unserer Existenz, sie sind nämlich schonungslos und werfen einen zuweilen fiesen Blick auf unsere Lebensumstände – auf unsere Partnerschaft, auf unseren Job oder auch auf unsere Vergangenheit. Das geht ans Eingemachte.

Aber genau das sind unsere Hormone, und wenn wir wirklich etwas für uns und unsere Gesundheit tun wollen, müssen wir eben dahin schauen, wo es auch mal wehtut. Denn was passiert, wenn wir täglichen Stress mit unserem Partner haben. Richtig! Der Cortisolspiegel geht hoch und das bedeutet, die Schilddrüse wird schwach, der Blutdruck steigt, wir sind zunehmend gereizt, nehmen zu, verlieren Muskelmasse und so weiter. Und hier müssen wir dann auch so ehrlich mit uns sein und erkennen, dass in solchen Fällen unser allgemeines Wohlbefinden sicher nicht allein durchs Absetzen von Schilddrüsenmedikamenten erreicht werden kann.

Sich diagnostisch am Befinden zu orientieren oder, besser gesagt, am Beschwerdebild, hat es in sich. Wir müssen nicht nur ehrlich sein, sondern unsere Beschwerden auch zuordnen können. Nehmen wir als Beispiel Brainfog. Das ist eine Art der Benommenheit, von der viele unserer Patientinnen berichten. Woher kommt sie? Welchem Organ ist sie zuzuordnen? Oder Durchschlafstörungen? Was verbirgt sich dahinter? Welches Hormon?

Um mir selbst eine Brücke zu bauen, habe ich mir hierfür zur Orientierung für die Anamnese in der Praxis über die

Jahre einen Anamnesebogen zusammengestellt, den Patientinnen im Vorfeld ausfüllen. Er hilft mir, Beschwerden leichter zuordnen zu können. Er verfügt über drei Spalten, die jeweils einzelne Beschwerden auflisten. Ihn möchte ich auch hier im Rahmen dieses Buchs verwenden. Er sei die Basis unserer Diagnostik. In der Hoffnung, dass er Ihnen eine ähnlich gute Hilfe ist, um zu erkennen, woher Ihre vermeintlichen Beschwerden kommen, und ob es richtig wäre, L-Thyroxin abzusetzen oder zu ersetzen. Zudem habe ich dem Bogen zwei weitere Tabellen hinzugefügt, eine für Ihre Körpertemperatur und eine weitere für Ihre Blutwerte. So können auch wir das Subjektive etwas objektivieren und gemeinsam mit meinen Erläuterungen und zahlreichen Beispielen den Status quo Ihrer Schilddrüse ermitteln und eine Entscheidung treffen, in welche Richtung es geht.

Wir fangen bei der Körpertemperatur an, kommen dann zu den Blutwerten und nehmen schließlich unsere Beschwerden auf – ja, und dann sehen wir uns alles gemeinsam an!

Die Körpertemperatur

Die Wärme oder aber auch die Kälte, die wir in uns tragen, ist ein erster diagnostischer Hinweis. Unsere Körpertemperatur zeigt uns über ihre Höhe und die tageszeitlichen Schwankungen, wie es um unsere Schilddrüse, aber auch um unsere Nebenniere steht. Das können wir uns zunutze machen, indem wir uns ein einfaches Thermometer in den Mund stecken und unsere Körpertemperatur an mehreren Tagen hintereinander dokumentieren. Das ist einfach, sollte aber sorgfältig ausgeführt werden. Ich habe Ihnen hierfür eine Tabelle vorbereitet, in die Sie die Ergebnisse Ihrer Messungen eintragen können. Sie umfasst einen

Zeitraum von drei Tagen und sieht eine Messung zu vier Tageszeiten vor, und zwar morgens direkt nach dem Erwachen, um 11 sowie um 16 Uhr und abends direkt vor dem Zubettgehen. Am verlässlichsten ist es, wenn Sie ein digitales Thermometer verwenden und die Temperatur unter der Zunge messen.

	Aufstehen	~11 Uhr	~16 Uhr	Vor dem Einschlafen
TAG 1	°C	°C	°C	°C
TAG 2	°C	°C	°C	°C
TAG 3	°C	°C	°C	°C

Und was sagt uns das? Folgendes: Die Schilddrüse reguliert über ihre Hormone fT3 und fT4 den Stoffwechsel, und da der wiederum über das Verbrennen von Energie Wärme erzeugt, zeigt uns unsere Körpertemperatur, wie unsere Schilddrüse drauf ist. Und da die enzymatische Aktivität unserer Zellen bei einer Körpertemperatur von 37 Grad optimal läuft, liegt die idealerweise in einem Bereich von 36,4 bis 37 Grad – denn in dieser Spanne sind Energieaufwand und Stoffwechsel im Gleichgewicht. Erzeugen und Verbrauchen von Energie sind pari. Da wir unter der Zunge messen, also nicht ganz die Körperkerntemperatur erfassen können, liegt dieser Bereich für uns zwischen 36,3 und 36,8 Grad. Da sollten wir liegen, dahin wollen wir!

Wenn Sie nun Ihre Temperatur gründlich messen und feststellen, dass Ihre Körpertemperatur im Mittel unter 36,4 Grad liegt, ist das ein Hinweis auf einen zu langsam laufenden Stoffwechsel. Dann können wir davon ausgehen, dass Ihre Zellen zu wenig Impulse von der Schilddrüse erhalten und wahrscheinlich eine Hypothyreose vorliegt. Andersherum zeigt eine Körpertemperatur von durchschnittlich mehr als 36,8 Grad einen überhitzten Stoffwechsel an, dann ist der Energieverbrauch erhöht und wir haben einen Hinweis für das Vorliegen einer Hyperthyreose. Aber Achtung: Ähnlich wie ein erhöhter TSH-Wert allein ist eine niedrige Körpertemperatur kein Beweis für das Vorliegen einer Hypothyreose, nur ein möglicher Hinweis.

Es gibt weitere Faktoren, die die Körpertemperatur beeinflussen, zum Beispiel die Nebennieren. Wenn Sie erschöpft sind, zum Beispiel nach langer oder heftiger Stressbelastung, produzieren die Nebennieren weniger Cortisol und das vermindert über einen abflachenden Glukosespiegel die Aktivierung unserer Muskeln, was gleichbedeutend ist mit einem Nachlassen der Stoffwechselaktivität – also geringerer Körpertemperatur. Zudem verursacht ein niedriger Cortisolspiegel einen niedrigen Blutdruck, und wenn weniger warmes Blut durch unsere Gefäße strömt, entsteht Kälte.

Weitere Ursachen für eine niedrige Körpertemperatur können Kalorienmangel, wenig Muskelmasse und Erkrankungen sein, die zu Durchblutungsstörungen führen, so etwa Diabetes. Eine niedrige Körpertemperatur muss also nicht zwingend für eine Hypothyreose sprechen, sie ist aber sehr wahrscheinlich.

Nun kennen wir die Bedeutung unserer durchschnittlichen Körpertemperatur. Das hilft uns schon mal weiter. Aber nicht nur die ist interessant, sondern auch die tageszeitlichen Schwankungen, die Sprünge, die unsere Körpertemperatur über den Tag hinweg macht, können wir für uns sinnvoll nutzen. Warum? Weil die Körpertemperatur in der Regel einer zirkadianen Rhythmik folgt: Morgens ist sie gewöhnlich am niedrigsten (zwischen 4 und 5 Uhr), steigt über den Vormittag und erreicht am späten Nachmittag (zwischen 14 und 17 Uhr) ihren Höchststand, ehe sie zum Abend hin, und dann besonders nachts, wieder abfällt. Es bildet sich im Idealfall eine harmonische Temperaturkurve, die tagein, tagaus ähnlich aussieht.

Da unsere Tage aber nicht gleich verlaufen, sie also unterschiedliche Belastungen mit sich bringen – montags sind wir im Homeoffice, der Dienstag ist gespickt mit aufreibenden Meetings, samstags gehen wir auf den Berg und so weiter –, benötigen wir einen Puffer, der die Körpertemperatur den unterschiedlichen Anforderungen anpasst.

Und hier kommt wiederum die Nebenniere ins Spiel. Sie reagiert auf die kleinste mentale oder körperliche Belastung und setzt daraufhin eine exakt dosierte Menge an Cortisol frei, gerade so viel, wie es braucht, um die Belastung auszugleichen – etwa wie bei einem Auto ein guter Stoßdämpfer jede Unebenheit der Straße abfängt. Das macht sie vor allem über den Blutzuckerspiegel und den Blutdruck und sorgt so auch für eine konstante Körpertemperatur.

Was aber, wenn die Nebennieren kraftlos sind und der Cortisolspiegel zum Beispiel nach Phasen hoher Belastung niedrig oder zu niedrig ist? Richtig: Dann fehlt dem Körper die Möglichkeit zu kompensieren und er gerät schon bei geringfügiger Belastung aus der Balance. Das ist dann eine Nebennierenerschöpfung, die sich durch Gereiztheit, Emotionalität, morgendliche Erschöpfung und ein Gefühl, dass alles zu viel ist, bemerkbar macht – und sich mangels jener Kompensationskraft unseres Organismus auch durch einen Zickzackverlauf unserer Körpertemperatur zeigt. Klar, weil die Nebennieren nicht genug Cortisol haben, um den höheren Energiebedarf bei Stressbelastung auszugleichen.

Das heißt: Wenn Sie bei Ihrer Temperaturkurve ein Auf und Ab beobachten oder insbesondere nachmittags keinen Anstieg der Temperatur notieren können, ist das ein Hinweis darauf, dass wir uns neben der Schilddrüse auch um die Nebenniere kümmern sollten.

Die Blutdiagnostik

Die Blutwerte der Schilddrüse gehören zur klassischen Diagnostik. Wir kennen sie. Ich möchte die wichtigsten aber hier noch einmal auflisten und, vor allem, darstellen, wie ich sie diagnostisch in der Praxis nutze. Oder anders ausgedrückt: was sie mir sagen, wenn ich zum Beispiel einer Patientin gegenübersitze und versuche, mir ein Gesamtbild von ihr und ihrer Schilddrüse zu machen. Mit dem Zweck, ja vielmehr dem Wunsch, dass auch Sie eine neue und meiner Meinung nach mehr am Befinden orientierte Lesart Ihrer Blutwerte bekommen.

Das sind, als Basis, der gute alte TSH-Wert, Thyroxin (fT4) und Trijodthyronin (fT3) sowie, zur erweiterten Diagnostik gehörend, die Schilddrüsen-Antikörper TRAK und TPO-AK (MAK). Sie zeigen, ob eine autoimmunologische Entzündung der Schilddrüse vorliegt. Ein erhöhter TRAK-Wert spricht für einen Morbus Basedow, ein erhöhter TPO-AK-Wert für eine Hashimoto-Thyreoiditis. (Die Thyreoglobulin-Antikörper, kurz die Tg-AKs, können wir hier außer Acht lassen, sie zeigen das Vorhandensein von Schilddrüsengewebe an und werden fast ausschließlich in der Tumornachsorge angewandt.) Auch hier habe ich Ihnen eine Tabelle mit den jeweiligen Referenzwerten vorbereitet, in die Sie Ihre Werte eintragen können. (Achten Sie bitte auf die Referenzwerte, die Labore verwenden unterschiedliche Maßeinheiten. Wir haben uns hier für die beiden geläufigsten entschieden. Und übrigens: Wenn Sie keinen Heilpraktiker oder keine Ärztin haben, die Ihnen Blut abnehmen, so können Sie bei zahlreichen regionalen MVZ-Laboren einen Termin zur Blutabnahme vereinbaren.)

Parameter	Referenzwerte	Referenzwerte	Eigene Werte
TSH	0,27 - 4,2 mU/l	0,39 - 2,6 lU/ml	
fT3	3,1 - 6,8 pmol/l	2,2 - 4,4 pg/ml	
fT4	12,0 - 22,0 pmol/l	0,8 - 1,6 ng/dl	
TPO-AK	< 34 kU/l	< 80 U/ml	
TRAK	< 1,75 IU/l		

TSH

Der TSH-Wert ist das Thyreoida-stimulierende Hormon. Es wird in der Hypophyse gebildet und regt die Schilddrüse zur Produktion der Schilddrüsenhormone fT3 und fT4 an. Bei einem Mangel von fT3 und fT4 wird folglich vermehrt TSH ausgeschüttet, das ist ein Hinweis für eine Hypothyreose, bei einem Zuviel an Schilddrüsenhormonen entsprechend weniger, das spricht für eine Hyperthyreose. Insofern ist ein zu hoher beziehungsweise zu niedriger oder »unterdrückter« TSH-Wert ein früher Indikator für eine Fehlfunktion der Schilddrüse. Die Referenz liegt je nach Labor zwischen 0,27 und bis zu 4,2, berücksichtigt seit der Aktualisierung der Leitlinie »Erhöhter TSH-Wert in der Hausarztpraxis« im Jahr 2024 aber auch altersabhängige Abstufungen, sodass der TSH-Spiegel bei über Siebzig- und Achtzigjährigen auch höher liegen darf, bei 5 beziehungsweise bei 6.[39]

Meine Interpretation: Der TSH-Spiegel ist ein wichtiger Marker, wir sollten ihn aber nicht überbewerten, denn der TSH-Wert unterliegt Schwankungen. Er folgt einer ausgeprägten zirkadianen Rhythmik mit einem Maximum in den frühen Morgenstunden und einem Minimum in den Nachmittagsstunden. Zudem reagiert er auf Medikamente wie zum Beispiel Biotin und erhöht sich physiologisch in Phasen hoher Belastung, zum Beispiel bei Stress.

Ich habe Patientinnen erlebt, die sich mit einem scheinbar

optimalen TSH-Spiegel von 1 vollkommen erledigt fühlten, also hypothyreot, und ich habe Patientinnen erlebt, die sich mit einem TSH-Wert von über 10 frisch und tatkräftig fühlten, also euthyreot. Insofern hat der TSH-Spiegel meiner Erfahrung nach nur in Einklang mit der Symptomatik Aussagekraft. Das berücksichtigt übrigens auch die eben schon genannte aktualisierte Leitlinie, die nämlich gibt die Handlungsempfehlung aus, bei asymptomatischen Patienten erst ab einem TSH-Spiegel von über 10 zu handeln und bei über Siebzigjährigen erst ab einem TSH-Spiegel von über 20.

fT4

Das freie Thyroxin ist das inaktive Schilddrüsenhormon. Es wird von der Schilddrüse gebildet und im Gewebe, vor allem in der Leber, in der sogenannten Dejodase (Konversion) in das aktive Schilddrüsenhormon fT3 umgewandelt. Es ist, einfach ausgedrückt, eine Vorstufe, ein Speicherhormon. In der Schulmedizin wird es neben der Bestimmung des TSH-Spiegels zur Beurteilung der Schilddrüsenfunktion eingesetzt, da es mit einer Halbwertszeit von rund sieben Tagen weniger starken Schwankungen unterliegt als der TSH-Spiegel beziehungsweise der fT3-Spiegel mit einer Halbwertszeit von nur rund einem Tag.

Meine Interpretation: Ich widme dem fT4-Spiegel besonders dann hohe Aufmerksamkeit, wenn eine Patientin L-Thyroxin einnimmt. Aus folgendem Grund: Häufig wurde bei diesen Patientinnen noch nie oder nur einmalig bei Erstdiagnose der Hypothyreose der fT4-Spiegel bestimmt und ich beobachte, dass bei vielen Patientinnen unter Einnahme von L-Thyroxin der fT4-Spiegel erhöht oder grenzwertig hoch ist, was häufig mit Unruhe, Schlafstörungen, brüchigen Haaren und Nägeln einhergeht und – nach aktueller Studienlage – auch mit einem erhöhten Knochenabbau (Osteoporose). Besonders häufig sehe ich das bei Frauen in oder nach den Wechseljahren. Und da mir Patientinnen vielfach berichteten, dass sie sich mit einem niedrigeren fT4-Spiegel »ruhiger«, »mehr bei sich« und allgemein wohler fühlten, versuche ich in der Therapie, den fT4-Spiegel innerhalb der Referenz eher niedrig zu halten.

fT3

Das freie Trijodthyronin ist das aktive Schilddrüsenhormon. Es wird zu 20 Prozent in der Schilddrüse produziert und zu 80 Prozent aus der Umwandlung von fT4 gewonnen. Es ist das Schilddrüsenhormon, das direkt auf unsere Zellen wirkt, es ist der Schrittmacher unseres Stoffwechsels. In der schulmedizinischen Diagnostik wird es nur selten zurate gezogen und nur aus gutem Grund bestimmt, zum Beispiel beim Vorliegen einer manifesten Hyperthyreose.

Meine Interpretation: Der fT3-Spiegel stimmt meiner Erfahrung nach besonders genau mit unserem Befinden überein. Es ist für mich der wichtigste Marker zur Einschätzung der Schilddrüsenfunktion. Ein relativ niedriger fT3-Spiegel, im unteren Drittel der Referenz, geht häufig mit einem trägen Stoffwechsel und allgemeiner Unlust einher, ein fT3-Wert im oberen Drittel der Referenz in den meisten Fällen mit guter Energie und flotterem Stoffwechsel.

Besonders bei Patientinnen, die L-Thyroxin einnehmen, ist es meiner Meinung nach von eminenter Bedeutung, ihn zu bestimmen: Er zeigt alleinig an, ob das eingenommene L-Thyroxin im Körper ausreichend umgewandelt wird und die Zellen und damit den gesamten Stoffwechsel mit Energie versorgt. Und für eine gestörte Umwandlung, eine sogenannte Konversionsstörung, gibt es ausreichend Gründe:

chronischer Stress, Nährstoffmangel, Entzündungen, Leber- oder Nierenerkrankungen, Crashdiäten, Medikamente et cetera. Die können als Ursache einer Hypothyreose nur erkannt werden, wenn der fT3-Spiegel mit zur Diagnostik gehört.

In diesem Zusammenhang ist hier übrigens auch der sogenannte Reverse-T3-Spiegel interessant; rT3 ist die inaktive Form des fT3. Er zeigt an, wenn fT4 nicht in das aktive fT3, sondern in das inaktive rT3 umgewandelt wird, insbesondere bei chronischem Stress. Ich selbst bestimme es allerdings selten, da ich bei einer schwachen Umwandlung von fT4 zu fT3 in der Regel zur Einnahme von organischem Schilddrüsenextrakt mit anteilig aktivem fT3 rate und die Umwandlung dann keine Rolle mehr spielt.

Kurzum: Der fT3-Spiegel ist meiner Erfahrung nach der wichtigste Marker in der Schilddrüsendiagnostik und ich strebe in der Therapie, mal ganz pauschal gesagt und ungeachtet des Befindens, einen Wert an, der im oberen Drittel der Referenz liegt – also zwischen 5 und 6,8 pmol/l.

TPO-AK

Mit dem TPO-AK-Wert lässt sich prüfen, ob das Immunsystem Antikörper gegen die Thyreoperoxidase-Zellen der Schilddrüse bildet – daher der Name »Thyreoperoxidase-Antikörper« (TPO-AK). Andere Bezeichnungen sind »MAK« oder »Anti-TPO«.

Ein erhöhter Wert gilt als charakteristisch für eine Hashimoto-Thyreoiditis, sie werden aber auch bei 60 bis 70 Prozent der Basedow-Patientinnen und sogar bei etwa 5 Prozent der Menschen ohne eine bekannte Schilddrüsenerkrankung gefunden. Die TPO-Antikörper sind ein deutlicher Hinweis auf das Vorliegen einer Hashimoto, aber kein Beweis.

Meine Interpretation: Die TPO-Antikörper sind ein Nachweis für das Vorliegen einer Hashimoto-Thyreoiditis, aber als Verlaufskontrolle eignen sie sich in der Regel nicht. Denn sie zeigen an, dass es Antikörper gibt, die gegen die Schilddrüse aktiv sind, nicht aber, inwieweit das Schilddrüsengewebe geschädigt ist.

Ich habe einige Patientinnen behandelt, die zwar einen erhöhten TPO-Wert haben, doch weder eine im Ultraschall sichtbare Entzündung noch eine Unterfunktion der Schilddrüse aufweisen. Pauschal lässt sich meiner Erfahrung nach sagen, dass hohe Antikörperwerte (über 300 U/ml beziehungsweise über 200 kU/l) höchstwahrscheinlich mit einer akuten Entzündung einhergehen und niedrige (weniger als 150 U/ml beziehungsweise 100 kU/l) eher für eine vernarbte, nicht mehr akut entzündete Schilddrüse sprechen, aber genauer ist hier wieder die Beschwerdelage in Einklang mit den Schilddrüsenhormonen fT3 und fT4 – jedenfalls, wenn keine Ultraschalluntersuchung möglich ist.

Das heißt, eine akute Hashimoto-Thyreoiditis mit entzündeter Schilddrüse geht in der Regel mit einer Überfunktionssymptomatik einher – mit Unruhe, Schlafstörungen, erhöhtem Puls –, eine chronische Hashimoto mit vernarbter, häufig verkleinerter (atropher) Schilddrüse ohne akute Entzündung mit einer Unterfunktionssymptomatik – mit Erschöpfung, Gewichtszunahme, Verstopfung.

Das häufig beschriebene und oft in Selbsthilfeportalen erwähnte Auf und Ab bei einer Hashimoto kann ich von meinen Beobachtungen her nicht bestätigen, das geht meiner Meinung nach eher auf das Konto der Nebenniere und eines instabilen Cortisolspiegels.

TRAK

Die Abkürzung TRAK steht für »TSH-Rezeptor-Antikörper«. Die TSH-Rezeptoren sind Zellen der Schilddrüse, an denen das TSH andockt und, salopp gesagt, die Kommandos der Hypophyse überbringt. Die Antikörper wiederum, die aus ungeklärter Ursache vom Immunsystem produziert werden, besetzen und stimulieren diese TSH-Rezeptoren. Mit der Folge, dass zu viel Schilddrüsenhormone produziert werden und es zu einer Hyperthyreose kommt. Eine deutliche Erhöhung dieser Antikörper ist charakteristisch für einen Morbus Basedow. Sie können aber auch bei einer Hashimoto-Thyreoiditis und bei klinisch gesunden Menschen vorhanden sein.

Meine Interpretation: Der TRAK-Wert ist ein sehr verlässlicher Marker zum Nachweis eines Morbus Basedow, aber auch zur Verlaufskontrolle. Ein erhöhter TRAK-Wert geht meiner Beobachtung nach anders als der TPO-AK-Wert bei der Hashimoto so gut wie immer mit einer akuten Entzündung einher, zumeist auch mit einer Überfunktion.

Schwierig ist es nur manchmal, eine Hashimoto-Thyreoiditis von einem Morbus Basedow zu unterscheiden, wenn sowohl der TRAK- wie auch der TPO-AK-Wert erhöht sind. Das gelingt dann am ehesten noch per Ultraschall, da eine Hashimoto in der Regel eher eine kapselnahe Entzündung der Schilddrüse verursacht und der Morbus Basedow eher mit großflächiger Entzündung und Schwellung der Schilddrüse einhergeht.

Das Beschwerdebild

Mit Ihrem Beschwerdebild kommen wir zum Herzstück der Selbstanamnese. Die genauen Angaben zu Ihrem aktuellen Befinden sind der wichtigste Baustein für den Status quo, von dem aus wir einen therapeutischen Weg einschlagen können. Sie sind unser Maßstab. Ich habe auch hier eine Tabelle vorbereitet, in die Sie, in diesem Fall, Kreuze setzen können – eben dort, wo Sie etwas plagt.

Die dort aufgelisteten Beschwerden habe ich vor vielen Jahren während einer Hospitanz bei Dr. med. Berndt Rieger kennengelernt und im Laufe meiner Arbeit als Therapeut ergänzt. Sie sind eine statistische Auflistung von Beschwerden, die mir am häufigsten bei Gesprächen mit Patientinnen begegnen und mir helfen, Krankheitsbilder zuzuordnen – wo sie herkommen, wie sie ins Gesamtbild der Lebenssituation einer Patientin passen und, das natürlich auch, was wir zur Verbesserung ihres Wohlbefindens tun können.

Die Tabelle hat aus diesem Grund, zur leichteren Zuordnung, auch drei Spalten, die jeweils für ein anderes Organ beziehungsweise Krankheitsbild stehen. Was die Bedeutung im Einzelnen ist und wofür welche der drei Spalten steht, das sehen wir uns gleich ganz genau an. Füllen Sie aber bitte zunächst die Tabelle aus und setzen Sie dort eine Markierung, wo Ihre Beschwerden liegen.

○ Erschöpfung	○ Emotionale Instabilität (Nah am Wasser gebaut)	○ Hitzewallungen
○ Kälte	○ Herzrasen	○ Durchschlafstörungen
○ Verstopfung	○ Innere Unruhe	○ Schwellungen (2. Zyklushälfte)
○ Brainfog/ Watte im Kopf	○ Nachmittagstief	○ Migräne (zyklusabhängig)
○ Gewichtszunahme	○ Einschlafstörungen	○ Trockene (vaginale) Schleimhäute
○ Kloßgefühl	○ Stressintoleranz (Alles ist zu viel)	○ Gelenkschmerzen
○ Erschöpfung/ Verstimmtheit	○ Infektneigung	○ Anspannung
○ Trockene Haut & Haare	○ Gereiztheit/ emotionale Instabilität	○ Libidomangel
○ Vergesslichkeit	○ Ängste/ Panikstörungen	○ prämenstruelle Beschwerden

Interpretation der linken Spalte

Wenn Sie in der ersten Spalte drei Kreuze oder mehr gesetzt haben, spricht das für einen trägen Stoffwechsel, also für eine Schilddrüse, die schwach ist und Ihren Körper mit zu wenig Energie versorgt. Eine Hypothyreose ist wahrscheinlich. Da es sich bei den aufgeführten Beschwerden um allgemeine Symptome handelt, die auch eine andere Ursache haben können, ist bei dieser Zuordnung aber Vorsicht geboten. Wenn Sie seit drei Tagen nichts oder zu wenig getrunken haben, sind trockene Haut und Verstopfung natürlich auch eine logische Folge, aber nicht ursächlich einer Unterfunktion der Schilddrüse zuzuordnen. Klar. Aber da ich davon ausgehe, dass Sie nicht auf den Kopf gefallen sind und ein einigermaßen ausgeprägtes Körpergefühl haben, denke ich, dass sich das von selbst versteht. Trotzdem sind einige der erwähnten Beschwerden nicht klar umrissen, daher hier zu einzelnen, zum Teil wiederholt, ein kurzer Kommentar:

- **Kälte:** Die bei einer Hypothyreose beschriebene Kälte bezieht sich nicht nur auf Hände und Füße, das haben sehr viele Frauen, ganz unabhängig von der Schilddrüsenfunktion. Das Kältegefühl der Hypothyreose ist eines, das den ganzen Leib umfasst. Es ist auch im Sommer da, vor allem bei Inaktivität, und ganz typisch ist, dass sich hypothyreote Patientinnen, die ausgekühlt sind, denen es also einmal kalt ist, nur langsam erholen – trotz mehrerer Decken und heißen Tees.
- **Brainfog:** Das ist eine Benommenheit, die Patientinnen mit einem Gefühl von »Watte im Kopf« beschreiben. Sie sagen, sie seien »nicht richtig da«, »wie unter Wasser« oder befänden sich die ganze Zeit »unter einer Käseglocke«. Eben nicht wirklich präsent. Einige nennen es »dumpf«, andere »absent«.

- **Gewichtszunahme:** Die Gewichtszunahme oder häufig erschwerte Gewichtsabnahme ist ein Thema für sich. Zweifelsohne tritt sie bei einer Unterfunktion der Schilddrüse auf, klar, der Stoffwechsel läuft ja zu langsam. Aber bei vielen Patientinnen, bei denen sich durch eine Neueinstellung der Schilddrüse andere Unterfunktionssymptome in null Komma nichts auflösen, tut sich am Gewicht leider trotzdem nichts. Warum, das vermag ich nicht eindeutig zu sagen. Die Ursache kann dann in einer Dysbalance der Geschlechtshormone liegen, wahrscheinlich zu viel Östrogen, aber auch aufs Konto eines erhöhten Cortisolspiegels gehen oder, und das ist leider noch kaum erforscht, von einer nicht ganz intakten Darmflora kommen.
- **Kloßgefühl:** Dieses Gefühl, das viele Patientinnen mit einer Hypothyreose beschreiben, ist keine ersichtliche Schwellung, auch kein Schmerz. Es ist eher ein dumpfes, mehr oder minder beengendes Empfinden von Druck im vorderen Halsbereich, das in manchen, eher seltenen Fällen so weit geht, dass kein Halstuch oder Rollkragenpullover mehr getragen werden kann.
- **Erschöpfung/Verstimmtheit:** Die Erschöpfung der Schilddrüsenunterfunktion ist eine beständige, eine, die oft mit Antriebslosigkeit und depressiver Verstimmtheit einhergeht. Sie ist immer da und tritt nicht phasenweise auf, ist also nicht von Hochs und Tiefs geprägt. Das ist die Erschöpfung der Nebenniere. Wenn die Erschöpfung morgens direkt beim Aufwachen am stärksten ausgeprägt ist, kann die Ursache auch eine echte Depression sein.
- **Trockene Haut und Haare:** Trockene Haut haben viele Frauen, wenn das aber mit strohigem Haar, häufig auch brüchigen Nägeln und Haarausfall einhergeht, spricht das für eine Hypothyreose. Einige Patientinnen erwähnten

auch, dass kleinste Wunden, etwa ein Schnitt oder ein aufgekratzter Stich, nur langsam heilen würden.

- **Vergesslichkeit:** Etwas zu vergessen, ist, um es mal so auszudrücken, normal. Jeder vergisst mal etwas. Aber im Falle einer Hypothyreose tritt das Schilderungen von Patientinnen zufolge häufig und über das Allgemeinmaß hinaus auf. So höre ich oft Sätze wie »Ich kann mir nichts mehr merken« oder »Ich kann kein Buch mehr lesen, weil ich am Ende einer Seite bereits wieder vergessen habe, was am Anfang der Seite stand«.

Wenn Sie nun immer noch drei Kreuze oder mehr in der linken Spalte gesetzt haben, dann können wir bei Ihnen von einer Hypothyreose ausgehen. Ihre Schilddrüse ist zu schwach und versorgt Ihren Körper nicht mit der Menge an Energie, die er bräuchte, um richtig gut zu laufen. Das geht typischerweise im Blut mit einem erhöhten oder zumindest relativ hohen TSH-Wert einher, zudem mit einem zu niedrigen oder einem fT3-Wert einher, der im unteren Drittel des Referenzbereichs liegt. Entsprechend ist die Körpertemperatur häufig konstant niedrig und kommt im Mittel nicht über 36,3 Grad hinaus.

Wenn Sie L-Thyroxin nehmen und hier drei Kreuze oder mehr setzen, heißt das in den meisten Fällen, dass Ihnen L-Thyroxin nicht viel bringt. L-Thyroxin soll Ihnen Energie liefern, aber offenbar unterlässt es das. Sie nehmen es umsonst oder, anders ausgedrückt, haben davon nicht viel mehr als Nebenwirkungen. Das kann in der Regel drei Ursachen haben:

1. L-Thyroxin ist zu niedrig dosiert (selten).
2. L-Thyroxin ist das falsche Präparat und wird von Ihrem Körper nicht ausreichend in das aktive fT3 umgewandelt (häufig).

3. Oder das L-Thyroxin bremst über die Hypophyse die Funktion Ihrer an sich gesunden Schilddrüse und verursacht durch die Einnahme eine Hypothyreose.

Noch mal zur Erinnerung: Die Hypophyse kann das synthetische Thyroxin nicht von dem körpereigenen unterscheiden, was bedeutet, dass bei Einnahme von L-Thyroxin die Hypophyse der Schilddrüse weniger Impulse gibt, um zu arbeiten. Mit welcher Folge? Richtig: dass eine Schilddrüse, auch wenn sie gesund sein mag, weniger tut und es hierdurch zu einer Hypothyreose kommen kann. Das ist sehr komplex und man muss hier über mehrere Ecken denken, aber aus der Praxis weiß ich, dass dies keineswegs selten vorkommt.

Interpretation der mittleren Spalte

Die Spalte zwei steht für die Nebenniere. Wenn Sie hier drei oder mehr Kreuze gesetzt haben, ist in der Regel nicht allein die Schilddrüse die Verursacherin Ihrer Beschwerden, sondern auch eine aus der Balance geratene Nebenniere. Erinnern Sie sich an sie und ihre Funktion? Genau: Sie ist unsere Stressmanagerin und mischt bei so gut wie allen körperlichen und seelischen Prozessen unseres Körpers mit. Und wenn Sie hier mehr als drei Beschwerden angekreuzt haben, spricht das für eine hohe, in vielen Fällen zu hohe und auch lang anhaltende Stressbelastung, die die Nebenniere auslaugte. Sie ist erschöpft oder, anders ausgedrückt, sie kann mangels Kraft nicht mehr ausreichend Cortisol produzieren, um Ihren Stress auszugleichen.

Hier haben wir ebenfalls Beschwerden, die auch eine andere Ursache haben können, zum Beispiel einen Eisenmangel – er kann darüber hinaus Unruhe, Herzrasen und Ängste hervorrufen. Zudem kann eine Überfunktion der Schilddrüse zu ähnlicher Symptomatik führen. Aber auch hier gehe ich davon aus, dass das in den Bereich gehört, den Sie mit fachlicher Hilfe bereits abgeklärt haben oder auch noch abklären können. Trotzdem auch dazu wieder ein Kommentar zu den einzelnen Beschwerden:

- **Herzrasen:** Das Herzrasen bei einer Nebennierenschwäche tritt häufig in Ruhesituationen auf, gerade dann, wenn man »runterkommt«, abends auf dem Sofa oder im Bett liegt. Die Ursache ist das rasche Absinken des Blutzuckers und des Blutdrucks durch einen zu niedrigen Cortisolspiegel, der wiederum das sympathische Nervensystem aktiviert und zur reflexartigen Stabilisierung des Blutdrucks führt – mit der Folge von Herzrasen. In ausgeprägten Fällen einer Nebennierenerschöpfung kann es dabei auch, mitunter durch einen bereits instabilen Adrenalinspiegel, zu Kälte, Zittern und Kaltschweißigkeit kommen. In der Regel ist das Herz der Patientinnen gesund, das sollte aber kardiologisch abgeklärt werden. Vor allem bei Frauen in oder nach den Wechseljahren ist bei Herzrasen und gleichzeitiger Unruhe zudem auch an eine Überdosierung von L-Thyroxin zu denken. Hier ist in der Regel der fT4-Wert grenzwertig hoch oder erhöht.
- **Innere Unruhe:** Die innere Unruhe der Nebennierenerschöpfung ist eine, die die Patientinnen immer antreibt. Sie können nicht abschalten, oft nicht für längere Zeit ruhig sitzen, weil dieses oder jenes zu erledigen ist, sie reden oft schnell, teilweise sprunghaft und kommen zwischen den Worten kaum zum Atmen. (Hier sei angemerkt, dass ich mir bei dieser ausgeprägten Unruhe oft nicht sicher bin, ob sie die Ursache oder das Ergebnis einer Nebennierenerschöpfung ist. Sie kann auch im Naturell eines Menschen begründet sein.)

- **Nachmittagstief:** Das Nachmittagstief der Nebenniere ist mehr als die Müdigkeit nach dem Essen. Patientinnen beschreiben es mit »bleierner Schwere« oder einem Zustand, dass einem der Kopf vor Müdigkeit auf die Tischplatte falle. Bei den meisten liegt der Zeitraum zwischen 15 und 18 Uhr am Nachmittag. Hintergrund ist der Abfall des Cortisols über den Tag hinweg. Es ist morgens nach dem Aufstehen am höchsten, fällt dann in der Regel gleichmäßig über den Tag ab und erreicht in der Nacht den niedrigsten Stand. Was aber, wenn unser Kontingent an Cortisol durch hohe Belastung aufgezehrt ist? Dann sinkt unser Cortisolspiegel schon vor Anbrechen des Abends oder der Nacht deutlich; und da Cortisol bekanntlich einen großen Einfluss auf unseren Energiehaushalt hat, führt dieser Abfall zu einer tiefen nachmittäglichen Erschöpfung (die sich übrigens zur Nacht hin, je nach Jahreszeit ab 18 oder 20 Uhr, häufig bessert, da der Körper wieder Cortisol zu produzieren beginnt).
- **Einschlafstörungen:** Ist die Nebenniere erschöpft, kommt es häufig zu Schlafstörungen, ganz speziell zu Einschlafstörungen. Hintergrund ist der Zusammenhang zwischen Cortisol und Melatonin. Cortisol ist das Hormon des Tages, Melatonin ist das Hormon der Nacht. Beide folgen einem klaren Tag-und-Nacht-Rhythmus. Morgens steigt der Cortisolspiegel und Melatonin sinkt ab, abends fällt Cortisol und der Melatoninspiegel steigt an – und das führt in der Regel dazu, dass der Körper zur Nacht hin zur Ruhe kommt und durch einen erhöhten Melatoninspiegel in den Schlaf findet. Ist der Cortisolspiegel aber durch innere oder äußere Stressbelastung aus dem Gleichgewicht, gerät auch der Melatoninspiegel aus den Fugen, mit der Folge, dass wir lange im Bett liegen, uns hin und her wälzen und nicht einschlafen können.

- **Stressintoleranz:** Die Stressintoleranz ist typisch für die Nebennierenerschöpfung. Kleinste Belastungen können zu viel sein, auch wenn man früher »alles locker weggesteckt« haben mag. Viele Patientinnen berichten bei dieser Stressintoleranz der Nebenniere, dass ihnen »alles zu viel sei«, sie »nicht mehr lange durchhalten« würden oder morgens am liebsten im Bett blieben und »sich die Decke über den Kopf ziehen« wollten.
- **Infektneigung:** Zur Wirkung unseres Stresshormons Cortisol gehört auch, dass es schmerzlindernd ist und Entzündungen hemmt. Ist der Cortisolspiegel niedrig, so wird auch unsere körperliche Abwehr geschwächt und es kommt vermehrt zu Infekten, allgemein zu Entzündungen und die Schmerzsymptomatik zum Beispiel von rheumatischen Erkrankungen nimmt zu. »Ich nehme jeden Infekt mit«, sagen Patientinnen hierzu im Gespräch – oder dass sie gar nicht mehr gesund würden und sich noch dazu Allergien verschlechtern würden.
- **Gereiztheit/emotionale Instabilität:** Ist die Nebenniere erschöpft, fehlt uns die Kraft, Belastungen zu kompensieren. Es fehlt uns das Cortisol, das unseren Organismus der Belastung anpasst. Das bringt uns emotional aus dem Gleichgewicht. Bei manchen führt das zu Überreaktionen, auch bislang unbekannten Wutausbrüchen, andere sind plötzlich weinerlich oder »nah am Wasser gebaut«. Einige Patientinnen sagten in der Praxis hierzu, dass sie sich gar nicht so kennen würden und sich – nach einem Wutausbruch – über sich selbst wundern mussten, ja zuweilen auch schämen: »Das bin ich doch gar nicht!« Andere berichteten, dass sie bei kleinstem Anlass in Tränen ausbrächen. (Und als sie das erzählten, weinten sie auch.)
- **Ängste/Panikstörungen:** Zu Ängsten und Panikstörungen gehört sicher mehr als eine gestresste Nebenniere, da,

wie wir inzwischen wissen, ein gut gefüllter Cortisolspeicher aber Stress reduziert und Belastungen abfedert, treten bestehende Ängste bei Patientinnen mit einer erschöpften Nebenniere stärker auf. Dem Körper fehlt schlichtweg die Stressregulation.

Interpretation der rechten Spalte

Die Beschwerden der dritten Spalte treten auf, wenn unsere Geschlechtshormone nicht im Lot sind, im Speziellen der Estradiol- und der Progesteronspiegel. Das kommt häufig in den und um die Wechseljahre(n) einer Frau vor, spielt aber auch bei Zyklusbeschwerden eine große Rolle und hat, wie wir inzwischen wissen, großen Einfluss nicht nur auf das allgemeine Wohlbefinden, sondern auch auf die Schilddrüse, denn, Sie erinnern sich, Progesteron beflügelt die Schilddrüse, Estradiol bremst sie.

Wenn Sie hier drei Kreuze oder mehr gemacht haben, ist das ein Hinweis darauf, dass wir auch die Geschlechtshormone mit in die Therapie aufnehmen beziehungsweise auch einsetzen sollten, um unserer Schilddrüse wieder Schwung zu geben. Da die aufgelisteten Symptome auch hier teilweise allgemein sind und es zu Verwechslungen oder Ähnlichkeiten kommen kann, will ich wieder einzelne der aufgeführten Beschwerden kommentieren – wie sie mir im Gespräch mit Patientinnen am häufigsten begegnen:

- **Hitzewallungen:** So ganz klar ist es noch nicht, woher die Hitzewallungen eigentlich kommen, man vermutet aber, dass ein Abfall von Estradiol das Temperaturzentrum in unserem Gehirn, und zwar im Hypothalamus, sagen wir mal: verwirrt. Denn der scheint den Abfall von Estradiol mit einem Sinken der Körpertemperatur zu verwechseln und steuert mit allem, was er zur Verfügung hat, gegen die vermeintliche Kälte an – und zwar mit plötzlichen, von innen aufsteigenden und teilweise schweißtreibenden Hitzestößen. Sie treten vor allem in den Wechseljahren auf, manche Frauen haben sie nachts, andere tagsüber und wiederum andere Tag und Nacht. Sie sind das Kardinalsymptom der Wechseljahre. Eine Patientin nannte sie »ihre Hormonheizung«. Man kann sie kaum verwechseln, weil sie in der Regel nicht dauerhaft sind, sondern in teilweise heftigen Stößen auftreten. Die Hitze bei einer Überfunktion ist dauerhaft, die Schweißausbrüche einer Nebennierenerschöpfung sind eher mit Herzrasen, Kälte und Angst verbunden.

- **Durchschlafstörungen:** Wenn man mehrmals nachts aufwacht, also Durchschlafstörungen bestehen, geht das in den meisten Fällen auf das Konto eines Progesteronmangels. Die Störungen treten überwiegend in den und um die Wechseljahre(n) einer Frau auf. Der Hintergrund ist, dass Progesteron an die GABA-Rezeptoren bindet; und der Neurotransmitter GABA hemmt das Nervensystem und sorgt für Ruhe, Entspannung und eben für guten Schlaf. Patientinnen berichten, dass sie meistens ab circa 2 Uhr morgens erwachen, manche schlafen dann wieder leicht ein, wachen aber nach einer Stunde auf; andere tun sich mit dem Wiedereinschlafen schwer. Das abendliche Einschlafen fällt zumeist leicht. Achtung: Schlafstörungen können auch bei einer Schilddrüsenüberfunktion auftreten, hier sind sie aber in der Regel auch mit einer über den Tag anhaltenden Unruhe, einer Art Gehetztheit verbunden. Zudem fällt dann gewöhnlich auch das Einschlafen schwer.
- **Migräne:** Die Migräne, die hier gemeint ist und die auf die Geschlechtshormone zurückgeht, ist die, die zyklusabhängig ist und in den meisten Fällen in der zweiten Zy-

klushälfte auftritt, zumeist direkt vor Beginn der Menstruation. Bei regelmäßigem Zyklus am häufigsten zwischen Zyklustag 25 und 30. Sie geht häufig mit prämenstruellen Beschwerden einher, mit Gereiztheit oder Verstimmtheit und verschwindet oft mit den Wechseljahren. Die Ursache ist auch hier meist ein niedriger oder zu niedriger Progesteronspiegel.

- **Trockene (vaginale) Schleimhaut:** Trockene Haut, Haare und auch Augen gehen eher mit einer Schilddrüsenunterfunktion einher. Sie haben ihre Ursache in einem trägen Stoffwechsel, der zu einer verminderten Durchfeuchtung des Gewebes führt. Trockene Schleimhäute, besonders vaginal, sprechen in der Regel für einen Estradiolmangel. Estradiol baut die Schleimhäute auf, es fördert die Durchblutung und macht sie weicher, wärmer und widerstandsfähiger. Ein Mangel bewirkt das Gegenteil und einige Patientinnen berichten von Schmerzen beim Sex, Juckreiz und davon, dass »ohne Gleitmittel nichts mehr gehen« würde.
- **Gelenkschmerzen:** Auch die sind häufig auf einen Estradiolmangel zurückzuführen. Denn Östrogene wirken auf unsere Gelenke wie »Schmieröl«. Sie durchfeuchten nicht nur die vaginalen Schleimhäute, sondern auch die der Gelenke. Mit der Folge, dass viele Patientinnen in den Wechseljahren von Schmerzen und Steifigkeit der Gelenke berichten und auch häufig glauben, sie hätten eine Arthrose. Oder sagen: »Ich glaub, ich hab Rheuma.« Das auch, weil meiner Beobachtung nach bei Estradiolmangel ähnlich wie bei rheumatischen Beschwerden vor allem die kleinen Gelenke betroffen sind, ganz besonders Finger und Hände.
- **Anspannung:** Wenn der Progesteronspiegel sinkt, entweder in der zweiten Zyklushälfte oder im Rahmen der

Wechseljahre, kann das bei vielen Frauen zu einer Anspannung führen. Klar. Weil Progesteron durch seinen Einfluss auf den Neurotransmitter GABA allgemein zu Ruhe und Gelassenheit führt. Vor allem von Patientinnen in den Wechseljahren wird mir in diesem Zusammenhang auch von »mehr Schreckhaftigkeit« oder der Zunahme von Ängsten berichtet, was meiner Vermutung nach neben der Anspannung ebenso durch ein Sinken des Progesteronspiegels bedingt sein kann.

- **Libidomangel:** Zwar ist Testosteron das Hormon der Lust, aber auch ein Mangel an Estradiol und Progesteron kann die Ursache von Unlust sein – mal abgesehen von situativen und/oder partnerschaftlichen Gründen. Die Unlust der Schilddrüsenunterfunktion ist eher die, die sich auf eine allgemeine Unlust bezieht, auf Antriebsschwäche und Neigung zu depressiver Verstimmtheit, zu Melancholie, die Unlust der Geschlechtshormone ist eher die spezifisch sexuelle.
- **Prämenstruelle Beschwerden:** Sie treten normalerweise zwischen dem 21. und 28. Zyklustag einer Frau auf. Da Progesteron bei regelrechtem Zyklus ab dem 21. Zyklustag sinkt und Progesteron, wie wir inzwischen wissen, unter anderem stressregulierend und krampflösend wirkt, beginnen für viele Frauen, die einen niedrigen Progesteronspiegel aufweisen, die seelisch wie körperlich anstrengendsten Tage eines Monats eigentlich schon vor den sogenannten Tagen – mit Gereiztheit, Krämpfen und/oder mentaler Instabilität.

Nun sollten wir wissen, wo wir stehen. Oder vielmehr Sie. Wir haben Körpertemperatur, Blutwerte und Beschwerden aufgenommen. Ich hoffe, Sie können nun beurteilen, was die Ursachen Ihrer Beschwerden sind. Vielleicht geht es Ihnen aber auch so wie vielen Patientinnen in der Praxis, wenn wir gemeinsam den Anamnesebogen betrachten. Vor allem, wenn sich die angekreuzten Symptome quer und ungeachtet der Spalten über den Anamnesebogen verteilen. Oder nahezu alle Beschwerden angekreuzt sind, was übrigens, zu Ihrer Beruhigung, nicht selten vorkommt.

In diesen Fällen erläutere ich im Gespräch den Anamnesebogen und versuche dabei, auch einen Bogen zur Lebenssituation einer Patientin zu spannen, um deutlich zu machen, wie eng unser Alltagsleben mit unserem hormonellen Ist-Zustand verknüpft ist. So versuche ich, den Blick auf die eigentlichen Ursachen vieler unserer Beschwerden zu richten und einen Zusammenhang herzustellen, zum Beispiel zwischen hoher und dauerhafter Stressbelastung im Job und nachfolgender Nebennierenerschöpfung mit Stressintoleranz, Gereiztheit und nachmittäglicher Erschöpfung oder Infektneigung.

Das ist im Rahmen dieses Buchs nur schwer möglich, wir können nicht direkt ins Gespräch miteinander treten. Damit Sie diesen Übersprung von Ursache zu Beschwerden dennoch auf Ihre Situation anwenden können, habe ich Ihnen drei Anamnesebögen aus der Praxis mitgebracht, die ich Ihnen auch mit Blick auf die Lebenssituation der jeweiligen Patientin erläutern werde – in der Hoffnung, dass Sie sie auf Ihre eigene Situation anwenden können. (Wenn nicht, dann überstürzen Sie aber bitte nichts und holen Sie sich zur Absicherung fachlichen Rat ein.)

BEISPIEL 1: Hypothyreose durch L-Thyroxin

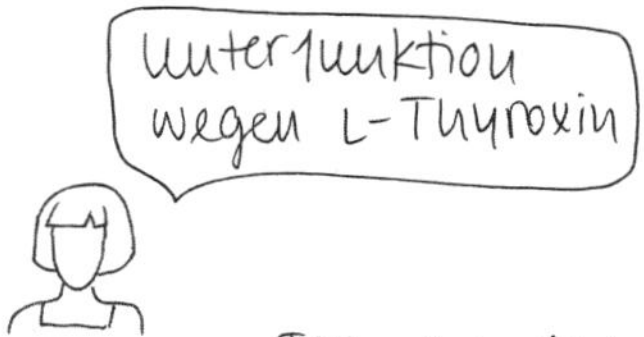

TSH: 0,1 µU/ml (0,39 – 2,6 µU/ml)
fT3: 2,5 pg/ml (2,2 – 4,4) pg/ml
fT4: 1,7 ng/dl (0,8 – 1,6) ng/dl

	Aufstehen	~11 Uhr	~16 Uhr	Vor dem Einschlafen
TAG 1	36,1 °C	36,4 °C	35,9 °C	35,5 °C
TAG 2	35,8 °C	35,8 °C	36,0 °C	35,0 °C
TAG 3	34,6 °C	35,6 °C	35,9 °C	35,1 °C

☒ Erschöpfung	○ Emotionale Instabilität (Nah am Wasser gebaut)	○ Hitzewallungen
○ Kälte	☒ Herzrasen	○ Durchschlafstörungen
○ Verstopfung	○ Innere Unruhe	○ Schwellungen (2. Zyklushälfte)
○ Brainfog/Watte im Kopf	☒ Nachmittagstief	○ Migräne (zyklusabhängig)
☒ Gewichtszunahme	○ Einschlafstörungen	○ Trockene (vaginale) Schleimhäute
☒ Kloßgefühl	○ Stressintoleranz (→ Alles ist zu viel)	○ Gelenkschmerzen
○ Erschöpfung/Verstimmtheit	○ Infektneigung	○ Anspannung
☒ Trockene Haut & Haare	○ Gereiztheit/emotionale Instabilität	○ Libidomangel
○ Vergesslichkeit	○ Ängste/Panikstörungen	○ prämenstruelle Beschwerden

Die 38-jährige Patientin, die den Anamnesebogen Ende 2024 mit in die Behandlung brachte, war schlank und machte einen entspannten Eindruck. Ihr ging es allerdings nicht gut. Sie sagte, sie sei gekommen, damit wir »die Aminosäuren oder so was« prüfen könnten, denn sie sei verzweifelt, weil sie schon so viel versucht habe. Aber, schob sie nach, es kann natürlich auch am Alter liegen.

»Am Alter?«, fragte ich.

»Na ja, Wechseljahre und so«, antwortete sie.

Ich konnte sie beruhigen und sagte, dass das aber sehr früh wäre. Und fragte weiter, welche Beschwerden von ihrem Anamnesebogen sie denn besonders belasten würden. Sie sagte, das sei ihre allgemeine Erschöpfung. Sie sei immerzu müde, habe schwere Beine und nehme auch zu. Und nichts habe da eine Veränderung bringen können, auch nicht die Einnahme von L-Thyroxin.

»Und jetzt? Was nehmen Sie aktuell?«

Jetzt, so gab sie an, sei sie bei L-Thyroxin 112. Das habe der Hausarzt wegen ihres unterdrückten TSH-Wertes heruntergesetzt.

Der Anamnesebogen zeigt im Mittel eine Körpertemperatur von 35,6 Grad. Das ist deutlich zu niedrig. Der Temperaturverlauf entspricht weitgehend dem gewöhnlichen zirkadianen Rhythmus. Das ist ein deutlicher Hinweis auf eine Hypothyreose.

Im Blut ist zwar der TSH-Spiegel unterdrückt, was eher für eine Überfunktion spricht und wohl auch den Hausarzt zur Reduzierung von L-Thyroxin veranlasste. Der fT4-Spiegel zeigt dementsprechend eine leichte Erhöhung an, der fT3-Spiegel ist jedoch zu niedrig für volle Vitalität; und das weist eher auf eine Unterfunktion der Schilddrüse hin – trotz (oder wegen) Einnahme von L-Thyroxin. Sie hatte noch ein älteres Blutbild von 2024 bei sich, das keinen Hinweis auf einen Eisenmangel lieferte und anhand eines negativen TPO-Wertes auch eine Hashimoto-Thyreoiditis so gut wie ausschloss. Auffällig war jedoch ein leicht erhöhter TSH-Wert von 3,8 IU/ml (0,39–2,6 IU/ml).

Das Beschwerdebild zeigt in der linken Spalte vier Kreuze. Auch das ist ein Hinweis auf eine Hypothyreose. Als ich sie nach dem Herzklopfen in der mittleren Spalte fragte, gab sie an, dass sie seit einiger Zeit abends im Bett liegend ihr Herz klopfen spüre, ja, und sie das ängstige. Und das Nachmittagstief? Das habe sie angekreuzt, weil sie am Nachmittag und gegen Abend hin kaum hochkomme und sich auch manchmal hinlegen müsse.

An dieser Stelle dachte ich mir schon, dass L-Thyroxin sicher nicht das Richtige für diese Frau ist, weil sie trotz einer hohen Dosierung erschöpft war. Ich war mir aber nicht sicher, ob unter dem Mantel ihrer Gelassenheit vielleicht doch eine hohe innere oder äußere Belastung bestünde. Das fragte ich auch. Da sie jedoch angab, und zwar ruhig und von innen heraus, dass in Job und Familie alles gut laufe, war ich mir relativ sicher, dass das abendliche Herzklopfen nicht von der Nebenniere kommen würde, sondern eher vom L-Thyroxin selbst.

Und ich fragte weiter, seit wann die Beschwerden bestünden. Die Müdigkeit habe sie schon länger gehabt, die tiefe Erschöpfung sei aber erst seit etwa einem Jahr aufgetreten. Ich fragte, ob da etwas vorgefallen sei, was sie verneinte. Wir kamen dann aber darauf, dass sie vor circa einem Jahr mit L-Thyroxin begonnen hatte. Und das war die entscheidende Angabe: Der TPO-Wert ist negativ, sie hat also keine Entzündung der Schilddrüse, was sich auch im Ultraschall bestätigte, und bekam wohl wegen des damals leicht erhöhten TSH-Spiegels L-Thyroxin vom Hausarzt verschrieben, was ihre an sich gesunde Schilddrüse bremste und – als bekannte Nebenwirkung von L-Thyroxin – auch das Herzklopfen erklärte.

Und was machten wir? Ich empfahl ihr das Ausschleichen von Thyroxin, worauf sie sich, anfangs zögerlich, aber nach ausführlicher Erklärung der Zusammenhänge von Hypophyse und Schilddrüse und der Weise, wie L-Thyroxin eine gesunde Schilddrüse bremsen könne, mutig einließ. Sie bekam von mir Jod und eine anregende Creme für die Schilddrüse (»Schilda 3«, Linden-Apotheke, Ludwigsburg) und reduzierte vom nächsten Tag an L-Thyroxin um die Hälfte, ehe sie es nach sechs Wochen ganz absetzte. Mit dem Ergebnis, dass sie bei ihrem Kontrolltermin im März 2025 angeben konnte, es gehe ihr besser. Das Herzklopfen sei direkt mit dem Reduzieren von L-Thyroxin verschwunden, sie habe mehr Energie, auch Kraft, nur am Gewicht habe sich bisher noch nichts verändert.

Als wir Blut abnahmen, lag der fT3-Spiegel höher als unter L-Thyroxin. Für mich ein Beweis dafür, dass ihre eigene Schilddrüse kräftiger ist als unter L-Thyroxin. Der TSH-Spiegel war wie auch schon 2024 grenzwertig hoch. Aber das genügt nicht, um eine Hypothyreose zu diagnostizieren, und kann, wie in diesem Fall, durch die voreilige Gabe von L-Thyroxin erst recht zu einer Unterfunktion der Schilddrüse führen. Zur Erinnerung: Die Hypophyse kann zwischen dem körpereigenen und dem synthetischen L-Thyroxin nicht unterscheiden und so erhielt die Schilddrüse von dieser Frau keine Impulse mehr – mit der *Folge* einer Hypothyreose.

BEISPIEL 2: Eher die Nebenniere als die Schilddrüse

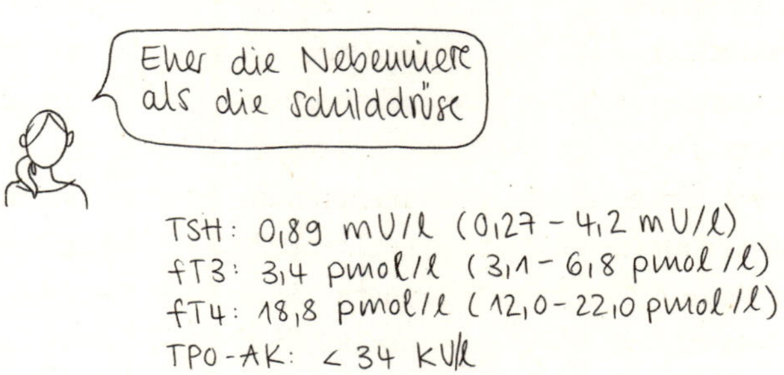

	Aufstehen	~11 Uhr	~16 Uhr	Vor dem Einschlafen
TAG 1	35,3 °C	36,4 °C	36,0 °C	36,6 °C
TAG 2	36,3 °C	37,1 °C	35,9 °C	36,4 °C
TAG 3	* von Patientin nicht erfasst			

x Erschöpfung	o Emotionale Instabilität (Nah am Wasser gebaut)	o Hitzewallungen
o Kälte	o Herzrasen	o Durchschlafstörungen
x Verstopfung	x Innere Unruhe	x Schwellungen (2. Zyklushälfte)
o Brainfog/Watte im Kopf	x Nachmittagstief	x Migräne (zyklusabhängig)
x Gewichtszunahme	x Einschlafstörungen	o Trockene (vaginale) Schleimhäute
o Kloßgefühl	x Stressintoleranz („Alles ist zu viel“)	o Gelenkschmerzen
o Erschöpfung/Verstimmtheit	x Infektneigung	o Anspannung
x Trockene Haut & Haare	o Gereiztheit/emotionale Instabilität	o Libidomangel
o Vergesslichkeit	o Ängste/Panikstörungen	o prämenstruelle Beschwerden

Als diese Patientin im Juni 2023 zu mir ins Behandlungszimmer einbog, sah ich ihr die Erschöpfung schon an. Sie wirkte jünger als 41, war sportlich und braun gebrannt – und doch war ihr eine Müdigkeit ins Gesicht geschrieben, die so etwas ausdrückte wie: »Ich kann nicht mehr, aber ich muss, weil ich Verantwortung trage.«

Als sie sich setzte und ich ihren fast vollständig von Kreuzen bedeckten Anamnesebogen sah, war mein erster Eindruck, dass es sich hier nicht allein um die Schilddrüse drehen kann. Das passte zu dieser Art der Erschöpfung, die ich bei ihrem Eintreten wahrgenommen hatte. Und die bestätigte sie auch, als ich sie nach dem Grund ihres Kommens fragte. Sie sagte, sie könne nicht mehr, sie sei von morgens bis abends erschöpft – und nun, da bei ihrem Sohn auch noch ein Erschöpfungssyndrom diagnostiziert worden sei, wäre

»endgültig das Ende der Fahnenstange erreicht«. Und weiter, dass sie eine Unterfunktion der Schilddrüse und viel versucht, aber alles nichts gebracht habe. Inzwischen sei sie bei L-Thyroxin 88.

Der Anamnesebogen zeigt eine Körpertemperatur, die im Mittel bei 36,25 Grad liegt, also etwas niedrig erscheint, maßgeblich für mich sind hier aber die deutlichen Temperaturschwankungen über den Tag hinweg, was häufig für eine Beteiligung der Nebenniere durch einen von hoher Belastung verursachten instabilen Cortisolspiegel spricht.

Die Blutwerte zeigen Schilddrüsenwerte, die in der Norm sind. Eine Entzündung besteht nicht, die TPO-Antikörper sind negativ. Auffällig ist aber ein relativ hoher fT4- im Vergleich zu einem relativ niedrigen fT3-Wert. Von dem L-Thyroxin 88 kommt bei ihr also wenig im Körper an. Das ist für mich ein erstes Signal, dass L-Thyroxin für diese Patientin nicht das richtige Präparat ist. Da L-Thyroxin nicht ausreichend in fT3 umgewandelt wird, würde sie sich mit einem Präparat, das fT3 enthält, wohler fühlen.

Das Beschwerdebild zeigt allein in der ersten Spalte vier Kreuze. Die Symptome Brainfog, Gewichtszunahme, Erschöpfung/Verstimmtheit, trockene Haut und Haare sprechen deutlich für eine Unterfunktion der Schilddrüse. Das bestätigt sich auch in der niedrigen Körpertemperatur und dem relativ niedrigen fT3-Spiegel. Sie erinnern sich: Wenn man überhaupt nach den Blutwerten gehen kann, so ist der fT3-Spiegel entscheidend und die meisten Patientinnen fühlen sich mit einem fT3-Spiegel im oberen Drittel der Referenz wohl.

Angesichts des Beschwerdebilds, der Körpertemperatur und auch des niedrigen fT3-Spiegels würde ich hier trotz eines optimalen TSH-Wertes von einer hypothyreoten Stoffwechsellage sprechen und ihr alleinig zu einer Umstellung auf organisches Schilddrüsenextrakt raten. Aber wenn wir uns die vielen Kreuze in den beiden ersten Spalten ansehen, wissen wir, dass es damit nicht getan ist. Da liegt die Ursache woanders – oder sagen wir: Es gibt mehrere, die sich zu einem komplexen Beschwerdebild verknüpfen, zu einer hormonellen Dysbalance. Also fuhren wir fort und sahen uns die zweite Spalte an.

Hier sehen wir ebenfalls jede Menge Beschwerden, nämlich innere Unruhe, Nachmittagstief, Einschlafstörungen, Stressintoleranz und Infektneigung. Das spricht – auch in Zusammenhang mit dem Auf und Ab der Körpertemperatur – für einen instabilen Cortisolspiegel. Für eine Nebennierenerschöpfung.

Da die oft in unserer aktuellen Lebenssituation begründet ist, fragte ich, ob ihre Stressbelastung hoch sei. Das bestätigte sie mit einer Mischung aus Lächeln und Seufzer. Sie habe zu Hause drei Männer, die alle drei kletterten. Ihre beide Söhne seien angehende Profikletterer und sie würde mit ihnen von Wettkampf zu Wettkampf ziehen. Das sei schon stressig. Hinzu komme aber, dass sie sich immer Sorgen machen würde, einer von ihnen könne abstürzen.

Das würde mich auch belasten, dachte ich mir und war mir relativ sicher, dass die Nebenniere hier eine Rolle spielte. Und das sah ich auch, denn als sie von ihren Sorgen erzählte, und wie sie ihr den Schlaf rauben würden, rang sie mit einem zitternden Kinn um Fassung und es kamen ihr die Tränen. Sie war dünnhäutig, was auch für die Nebenniere spricht.

Das ist eigentlich schon mehr als genug. Allerdings sehen wir auch in der rechten Spalte vermerkte Beschwerden, nämlich Schwellungen und Migräne. Da sie auf meine Nachfrage bestätigt, dass die Beschwerden zyklusabhängig seien, es also vor allem in der zweiten Zyklushälfte zu Migräne und

Schwellungen kommt, und überdies von prämenstruellen Beschwerden sprach, war das für mich ein Zeichen für einen Progesteronmangel. Denn auch prämenstruelle Beschwerden treten verstärkt auf, wenn der Progesteronspiegel niedrig ist. Progesteron wirkt wie gesagt entspannend auf Geist und Muskulatur, ist schlaffördernd sowie angstlösend und wirkt darüber hinaus entwässernd. Sie beschrieb es dann noch so: Es falle ihr eh schon schwer, sich zusammenzureißen, aber in den Tagen, bevor sie ihre Tage bekäme, sei alles noch schlimmer. »Ich könnte dann bei Kleinigkeiten heulen wie ein Schlosshund!«

Das ist wirklich kein einfacher Fall. Wo liegt da die Ursache? Zu welcher Diagnose kommen wir? Und was ist hier therapeutisch der richtige Schritt? Ihr Gesicht, das während unseres Gesprächs um Fassung rang, sehe ich heute noch vor mir; und diese emotionale Labilität war es auch, die ich in den Vordergrund rückte. Sie hatte in meinen Augen eine deutliche Nebennierenerschöpfung – durch eine Kombination aus äußerer und innerer Belastung. Das drücke auch, wie ich ihr sagte, die Schilddrüse hinunter und verursache einen Progesteronmangel. Ein dauerhaft hoher Cortisolspiegel bremst ja die Schilddrüse und drückt auf den Progesteronspiegel.

Ihr Anamnesebogen zeigt uns anhand der Körpertemperatur, der Blutwerte und der Beschwerden also eine Unterfunktion der Schilddrüse an, die aber nicht durch eine Entzündung verursacht ist – der TPO-Wert ist negativ –, sondern eher aufs Konto der hohen Belastung in ihrem aktuellen Leben geht und durch L-Thyroxin in keiner Weise ausgeglichen wird, denn für ausreichend Energie ist der fT3-Spiegel viel zu niedrig. Zudem hat sie, entweder von Natur aus oder ebenfalls durch die hohe Belastung, einen Progesteronmangel, der zu den genannten zyklusbedingten

Beschwerden führt. Wir sehen also eine umfangreiche hormonelle Dysbalance.

Ich empfahl ihr die Umstellung auf organisches Schilddrüsenextrakt für mehr Energie und zudem die Anwendung von bioidentischem Progesteron vom fünften bis zum 28. Zyklustag – nicht nur gegen ihre zyklusbedingten Beschwerden, sondern um besser zur Ruhe zu kommen, für einen erholsamen Schlaf und zur Stabilisierung der Psyche.

Als sie drei Monate später zu uns in die Praxis kam, machte sie sich noch immer Sorgen um ihre beiden Söhne, wenn sie auszogen, um zum Klettern zu gehen. Und der Stress, sie zu Wettbewerben zu chauffieren, hatte sich auch nicht gelegt. Sie sagte aber, sie könne ihn besser wegstecken. Zudem habe sie wieder deutlich mehr Energie und sei stabiler. Auf meine Frage hin, ob sich die Zyklusbeschwerden auch gebessert hätten, sagte sie ganz überrascht: »Ach so, ja, die sind eigentlich weg.«

Diese Verbesserung zeigte sich auch im Ergebnis der Blutuntersuchung: Der fT3-Spiegel lag bei 5,8 pmol/l (Referenz: 3,1–6,8 pmol/l). Der TSH-Spiegel lag bei 0,31 mU/l (Referenz: 0,27–4,2 mU/l), was eine latente Hyperthyreose anzeigen kann, da sie aber keinerlei Unruhe verspürte und auch Puls und Blutdruck unauffällig waren, beließen wir es bei ihrer Dosierung von 2 Kapseln Metavive II täglich anstelle von 1 Tablette L-Thyroxin 88 täglich. Und beschlossen, eine Reduzierung anzugehen, wenn sich in ihrem Leben die Wogen glätten würden und sie Ruhe und Zeit für sich habe.

BEISPIEL 3: Eisenmangel statt Hypothyreose

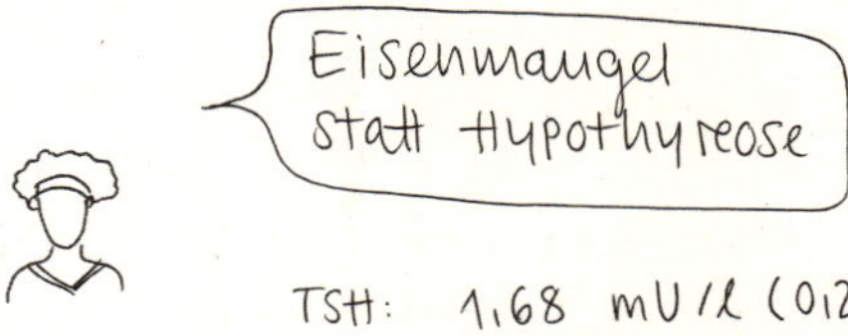

TSH: 1,68 mU/l (0,27 – 4,2 mU/l)
fT3: 3,6 pmol/l (3,1 – 6,8 pmol/l)
fT4: 13,8 pmol/l (12,0 – 22,0 pmol/l)
TPO-AK: 12 KU/l (<35 KU/l)
Ferritin: 44 ug/l (20 – 150 ug/l)
Hämoglobin (HB): 12,1 g/dl (12 – 16 g/dl (Frauen))

	Aufstehen	~11 Uhr	~16 Uhr	Vor dem Einschlafen
TAG 1	36,2 °C	36,5 °C	37,0 °C	35,9 °C
TAG 2	36,2 °C	36,6 °C	36,5 °C	36,1 °C
TAG 3	* von Patientin nicht erfasst			

o Erschöpfung	o Emotionale Instabilität (Nah am Wasser gebaut)	o Hitzewallungen
o Kälte	x Herzrasen	o Durchschlafstörungen
o Verstopfung	x Innere Unruhe	o Schwellungen (2. Zyklushälfte)
o Brainfog/ Watte im Kopf	o Nachmittagstief	o Migräne (zyklusabhängig)
x Gewichtszunahme	o Einschlafstörungen	o Trockene (vaginale) Schleimhäute
o Kloßgefühl	o Stressintoleranz (Alles ist zu viel)	o Gelenkschmerzen
o Erschöpfung/ Verstimmtheit	o Infektneigung	o Anspannung
x Trockene Haut & Haare	o Gereiztheit/ emotionale Instabilität	o Libidomangel
x Vergesslichkeit	x Ängste/ Panikstörungen	x prämenstruelle Beschwerden

Im März 2025 kam diese Patientin zu uns in die Praxis und brachte den ausgefüllten Anamnesebogen mit. Sie war zu diesem Zeitpunkt 49 Jahre alt. Sie berichtete, dass sie »seit

Jahren« L-Thyroxin in der Dosierung 50 mcg einnehmen würde, und weiter, wie auch den Kreuzen im Anamnesebogen zu entnehmen ist, dass sie an Herzrasen, Unruhe, Vergesslichkeit und Gewichtszunahme leide. Sie sei eher ängstlich, sagte sie zudem.

Mir fiel schon bei ihrem Eintreten ihre schlanke und sportliche Figur auf, sie strahlte Unruhe aus und machte auf mich einen sensiblen, aber ehrgeizig-willensstarken Eindruck. Sie erzählte, sie sei ursprünglich aus Rom und lege viel Wert auf Gesundheit, vor allem auf Bewegung und Ernährung. Sie würde kein Gluten essen und habe sich eine Zeit lang an die Ernährungsregeln von Anthony William gehalten, was ihr lange gutgetan habe, nun aber zu aufwendig sei.

Der Blick auf den Anamnesebogen verrät eine unauffällige Körpertemperatur, die im Mittel bei 36,4 Grad liegt und auch weitgehend dem normalen zirkadianen Rhythmus entspricht: Die Temperatur steigt über den Tag hinweg an, ehe sie dann zum Abend hin wieder abfällt.

Die Blutwerte der Schilddrüse sind in der Norm, auch wenn der fT3-Spiegel relativ niedrig erscheint. Der TPO-AK-Wert ist negativ, eine Entzündung besteht nicht. Die Eisenwerte Hämoglobin und Ferritin sind okay, aber auffallend niedrig.

Das Beschwerdebild zeigt drei Kreuze in der ersten Spalte. Das würde für eine Hypothyreose sprechen, was mich – um Sie hier mit in meine Gedanken zu nehmen – wunderte, denn die Frau, die mir gegenübersaß, war rank und schlank, zudem alles andere als träge, eher im Gegenteil. So fragte ich, wie das mit der Gewichtszunahme zu verstehen sei, worauf sie angab, dass sie über die letzten Jahre etwas zugenommen habe. »Okay«, dachte ich insgeheim. »Das ist ja nicht besonders dramatisch, das ist kein Hinweis auf einen hypothyreoten Stoffwechsel.«

Hinsichtlich der trockenen Haut sagte sie, das sei ihr aufgefallen und »nicht der Rede wert«. Die Vergesslichkeit würde sie aber stören, ihr würden manchmal die Worte fehlen. Auf meine Frage hin, welche ihrer Beschwerden sie besonders störten, sagte sie, die Unruhe und das Herzklopfen, was ihr Angst mache. Hier war ich mir für mich sicher, dass ihr Problem nicht die Schilddrüse sei, und richtete mein inneres Auge auf die Nebenniere.

Auch hier, in der zweiten Spalte, hatte sie drei Kreuze gemacht und vom Typ her, dachte ich, ist sie eine, die sich vielleicht stresst. Aber das bestätigte sich nicht. Nein, sagte sie, auf meine vorsichtigen Nachfragen. Job, Partnerschaft und Familie würden passen. Ihre Antworten erschienen mir wahr und echt oder, um es anders auszudrücken, mein Sensor für unerkannte Traumata, uneingestandene Sehnsüchte oder dergleichen blieb vollkommen still.

Okay. Aber was dann? Wir fassen zusammen: Sie ist unruhig, schlank und hat auch keine belastbaren Symptome, die auf eine Unterfunktion der Schilddrüse hindeuten. Sie zeigt eher Beschwerden einer Nebennierenerschöpfung: Unruhe, Herzrasen und eine Neigung zu Ängstlichkeit. Die vermutete Stressbelastung konnte sie auf Nachfrage aber nicht bestätigen. Woher kommen aber dann die Beschwerden?

Ich sah mir darauf noch mal die Blutwerte an, vielleicht auch ein bisschen, um Zeit zu gewinnen, und entdeckte den relativ niedrigen Hämoglobinwert und den Ferritinwert, der zwar in der Norm lag, aber auch eher niedrig war. Eisenmangel macht Unruhe und kann auch zu Herzklopfen führen.

So kam ich dann zu dem Gesamteindruck oder, sagen wir, zu ihrer »Story«, dass es ihrer Schilddrüse an nichts fehle und sie auch wahrscheinlich nie eine Hypothyreose hatte, deren Ursache in der Schilddrüse lag, sondern sich in einem Eisenmangel begründete. Und da ihre Schilddrüse im Ultraschall homogen und echonormal aussah, das heißt gesund wirkte und – das ist für sie wichtiger oder selbst zu erkennen – ihr TPO-Antikörper-Wert negativ war, empfahl ich ihr Folgendes: L-Thyroxin auszuschleichen, stattdessen Eisen (Eisen-Intercell) und Jod (Kelp) einzunehmen.

Als sie drei Monate später zur Kontrolle in die Praxis kam, war sie vom Naturell her noch immer unruhig und schlank. Sie berichtete aber, dass ohne L-Thyroxin ihr Herzklopfen weg sei, sie besser zur Ruhe komme und ihr aufgefallen sei – oder vielmehr ihrer Smartwatch –, dass sie längere Tiefschlafphasen habe. Auf meine Nachfrage, ob sie müder sei oder sich ihr Stoffwechsel verändert habe, sagte sie Nein und weiter, dass es ihr gut gehe.

Als wir zur Kontrolle Blut abgenommen hatten, bestätigte sich das subjektive Befinden: Die Schilddrüsenwerte zeigten keine Veränderung, waren also auch ohne L-Thyroxin in der Norm, der Eisenspiegel war etwas stabiler. Ihre Schilddrüse brauchte also keine Unterstützung, und da L-Thyroxin, ganz abgesehen von weiteren Nebenwirkungen, Unruhe erzeugt, ging es ihr ohne besser. Wir vereinbarten eine Kontrolle in einem Jahr.

L-Thyroxin ade

Wie wir das Schilddrüsenhormon ab- oder ersetzen

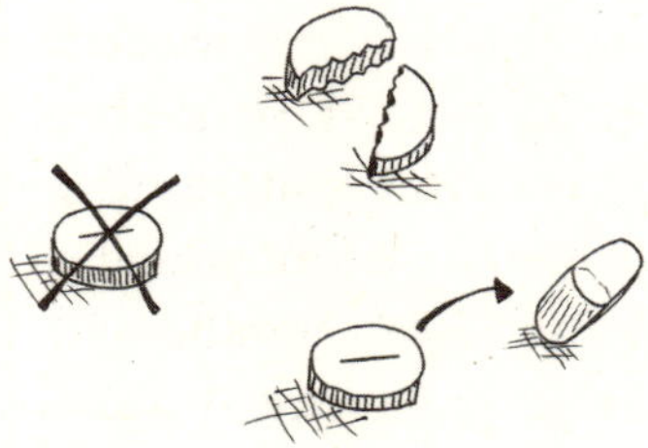

Nun kennen wir die Schilddrüse besser. Wir haben erfahren, wie sie arbeitet und wie komplex und vielfältig die Produktion der Schilddrüsenhormone abläuft, an Beispielen haben wir gesehen, wie stark unsere Lebenssituation mit unserem Befinden verknüpft ist, und wir haben – trotz aller Unschärfe, die die Selbstbetrachtung mit sich bringt – eine Idee davon, wie unsere eigene Schilddrüse so drauf ist.

Das hoffe ich jedenfalls. Und wenn Sie dennoch in Teilen im Dunkeln tappen, so will ich Ihnen versichern, dass auch ich nach zehn Jahren Schilddrüse und täglich bis zu zwanzig Patientinnen nicht eine habe, die nicht etwas Eigenes mitbrächte, was mich überraschte, zuweilen auch verunsicherte und dazu führte, dass ich nach so gut wie jedem Behandlungstermin nicht viel mehr sagen könnte als: »Ich denke, es ist richtig, was wir jetzt tun, und hoffe, es geht gut.«

Meistens gelingt es. Es klappt, egal, ob wir L-Thyroxin ab- oder ersetzen. Wir haben gute Erfahrungen damit gemacht. Anderenfalls hätten wir wohl auch längst keine Patientinnen mehr, die gern zu uns in die Praxis kommen. Es sei aber auch gesagt, dass es nicht *immer* funktioniert. Und auch nicht *direkt.* Oder *aufs erste Mal.* Keineswegs. Ich kann Ihnen jedoch versichern, dass in der Regel nichts an solchen Prognosen dran ist, die Patientinnen erhalten hatten, wenn sie vorsichtig anfragten, ob man L-Thyroxin auch mal absetzen könnte, wie etwa – ich zitiere wiederholt –: »Wenn Sie L-Thyroxin absetzen, werden Sie sterben!« Das wird nicht passieren. Jedenfalls nicht, wenn Sie auf Ihren Körper hören, Ihr Befinden sorgsam beobachten und auch reagieren, sobald Sie merken, dass Ihnen zum Beispiel das Absetzen von L-Thyroxin nicht gut bekommt – weil Sie müder werden oder plötzlich Verstopfung haben. Denn L-Thyroxin wird im Körper gespeichert. Der Spiegel fällt nicht von heute auf morgen. Eine Veränderung geschieht in der Regel allmählich, über Wochen, frühestens nach sieben bis zehn Tagen. Dass Sie rücklings »aus den Latschen kippen«, ist so gut wie ausgeschlossen.

Sie sehen, die Spannung steigt. Wir kommen nun zu der Frage, ob Sie L-Thyroxin ab- oder ersetzen sollten. Ich nehme an, Sie wollen das. Sonst würden Sie wahrscheinlich dieses Buch nicht lesen. Bei aller Euphorie sei an dieser Stelle aber daran erinnert, dass wir hier sachlich und ohne Wunschdenken vorgehen sollten. Das Entscheidende für den Erfolg dieses Weges, den wir nun einschlagen, ist nämlich die richtige Beurteilung der Ausgangslage, also des Status quo, den wir ja mithilfe des Anamnesebogens ermittelt haben. Er gibt Ihnen, und auch mir in der Praxis im Einklang mit der aktuellen Lebenssituation einer Patientin, Antwort auf die Frage des geeigneten therapeutischen Weges, also in unserem Fall auf die Frage »Absetzen oder ersetzen?«.

Damit Sie mit dieser Entscheidung nicht allein sind, habe ich als Hilfestellung Kriterien zusammengetragen, die mir bei der Beurteilung helfen und an denen ich mich orientiere. Zudem habe ich Ihnen jeweils vier Fallbeispiele aus der Praxis mitgebracht, die ausführlich den Verlauf beim Ab- oder Ersetzen dokumentieren. Und ich habe Ihnen, der Vollständigkeit halber, auch vier Beispiele mitgebracht, bei denen ich falschlag, bei denen wir, um es so zu sagen, nicht auf den ersten Wurf Erfolg hatten oder, denn auch das kommt vor, die Schilddrüse einer Patientin, obwohl sie gesund wirkte, es einfach nicht ohne hormonelle Substitution schaffte. Also, gehen wir es an!

Wann lasse ich L-Thyroxin weg?

Wir nehmen L-Thyroxin, ganz banal gesagt, dafür ein, dass es uns Energie gibt, weil unsere Schilddrüse wegen einer Entzündung oder eines Mangels ihren Job nicht mehr machen kann. Wenn also eine Patientin zu mir in die Praxis kommt, die trotz Einnahme von L-Thyroxin müde ist, einen trägen Stoffwechsel hat und womöglich Konzentrationsstörungen, diesen typischen Brainfog einer Unterfunktion, dann weiß ich im Grunde, dass L-Thyroxin für die Patientin nicht das Richtige ist. Zumeist sehen wir dann auch einen fT3-Spiegel im unteren Drittel des Referenzbereichs und häufig eine niedrige Körpertemperatur, die im Mittel unter 36,4 Grad liegt. Treten bei Einnahme von L-Thyroxin zudem Unruhe, Schlafstörungen oder abendliches Herzklopfen auf, obgleich die aktuelle Lebenslage nicht übermäßig stressig ist, also die Nebenniere keine Rolle spielt, können das Nebenwirkungen von L-Thyroxin sein. Dann ist der fT4-Spiegel oft grenzwertig hoch oder erhöht. Auch dies ist ein Hinweis darauf, dass L-Thyroxin nicht das Richtige ist.

Das sagt mir, dass jener Patientin L-Thyroxin nicht guttut oder, vielmehr, ihr nichts bringt, denn es gibt ihr keine Energie und macht sie nicht selten obendrein unruhig. Okay. Das ist also Punkt eins: Wenn L-Thyroxin keine oder zu wenig Energie gibt, lassen wir es besser weg.

Daraus ergibt sich dann die nächste Frage, nämlich nach dem »Wie«: Sollen wir L-Thyroxin *ab-* oder besser *er*setzen? Hierfür sind für mich zwei Kriterien maßgebend: zum einen die Verfassung der Schilddrüse und zum anderen der, sage ich mal, Gesamteindruck einer Patientin. Mit der Verfassung der Schilddrüse meine ich, ob ich es ihrer Schilddrüse zutrauen kann, dass sie den Job des »Energieliefern« wieder vollständig zu leisten vermag. Ich mache in der Praxis hierfür einen Ultraschall. Er zeigt mir, ob die Schilddrüse der Patientin gesund wirkt oder, medizinisch ausgedrückt, homogen und echonormal auf dem Monitor erscheint. Wenn das der Fall ist, ist das für mich ein Zeichen dafür, dass wir es ohne L-Thyroxin versuchen können.

Nun haben Sie wahrscheinlich kein Ultraschallgerät zur Hand. Aber vielleicht haben Sie Unterlagen oder erinnern sich an eine Untersuchung. Wenn Sie nirgendwo die Diagnose »Hashimoto-Thyreoiditis« finden können, unter »Sonografischer Befund« nichts von einem »echoarmen Parenchym« steht und auch während einer Untersuchung nie die Rede war von »klein«, »entzündet«, »vernarbt« oder »Restgewebe«, kann das als ein gutes Zeichen gewertet werden, dass auch Ihre Schilddrüse in einem guten Zustand ist. Zudem können Sie die Antikörper prüfen. Und wenn Ihr TPO-AK-Wert negativ ist, können wir Ihrer Schilddrüsen in den meisten Fällen einiges zutrauen.

Dann kommt noch der Gesamteindruck. Damit meine ich – wie soll ich das sagen? – eine Vielzahl kleinerer Faktoren, die in meine Einschätzung noch mit einfließen.

Das sind Alter, Konstitution, aktuelle Lebenslage und weitere Erkrankungen. Auch hier spielt Vertrauen eine große Rolle, also ob ich es einer Patientin mit dem, was sie ist und mitbringt, in ihrer aktuellen Lebenslage zutrauen kann, dass ihre Schilddrüse es ohne Substitution schafft – oder nicht.

Lassen Sie mich das an zwei Beispielen festmachen: Wenn eine Patientin zu mir in die Praxis kommt, die zwar eine einigermaßen gesunde Schilddrüse mitbringt, aber aktuell in einer großen Lebenskrise steckt, entscheide ich mich in der Regel gegen das Ab- und für das Ersetzen. Weil sie in ihrer gegenwärtigen Situation Kraft und Stabilität braucht und nicht die richtige Zeit ist für Versuche. Auch aus dem Grund, weil, das wissen wir, ein hoher Cortisolspiegel die Schilddrüse bremsen kann. Da ist es besser, auf ruhigere Zeiten zu warten und es dann mit dem Absetzen zu versuchen. Oder andersherum: Wenn eine Patientin kommt, die schlank und unruhig ist, schnell spricht, also im Allgemeinen Unruhe ausdrückt, dann entscheide ich mich auch mal trotz einer nicht ganz makellosen Schilddrüse für das Absetzen und nicht das Ersetzen. Warum? Weil sie ohnehin zu viel Energie hat und es ihr guttäte, ein wenig zur Ruhe zu kommen.

Das heißt, um das mal zusammenzufassen, ich setze L-Thyroxin ab, wenn bei einer Patientin:

- Erschöpfung und/oder Unruhe auftreten,
- die Schilddrüse im Ultraschall einen gesunden Eindruck macht,
- der TPO-AK-Wert negativ ist,
- der »Gesamteindruck« passt und
- ich es ihr und ihrer Schilddrüse zutrauen kann, dass sie das packt.

Wann ersetze ich L-Thyroxin?

Kurz gesagt, ersetze ich L-Thyroxin durch Schilddrüsenextrakt, wenn es trotz der Einnahme von L-Thyroxin, wie oben beschrieben, zu Unterfunktionsbeschwerden kommt, ich es aber nicht absetzen kann, weil es die Verfassung der Schilddrüse nicht zulässt.

Das ist der Fall, wenn eine Schilddrüse entzündet oder durch eine seit vielen Jahren bestehende Entzündung klein und vernarbt oder überhaupt nicht mehr vorhanden ist, weil sie operativ entfernt wurde oder eine Radiojodtherapie stattfand. Das kann ich per Ultraschalluntersuchung feststellen oder auch an den TPO-Antikörpern ablesen. Sind Letztere stark erhöht, zwischen 300 und 2000 IU/ml (ab 200 kU/l) oder darüber, spricht das, unter Vorsicht und Pi mal Daumen, für eine akut bestehende Entzündung. Sind die TPO-Antikörper nur leicht erhöht, um die 150 IU/ml (100 kU/l), ist das häufig ein Zeichen einer schon lange bestehenden Hashimoto-Thyreoiditis und ein Hinweis auf eine infolge der Entzündung kleine und vernarbte Schilddrüse. In diesen Fällen, ganz besonders bei Patientinnen, die durch Operation oder Radiojodtherapie gar keine Schilddrüse mehr haben, ist die Umstellung meiner Beobachtung nach häufig ein Segen. Viele berichten, dass sie sich mit der Einnahme von Schilddrüsenextrakt wieder »so fühlen wie vor der OP«, und sagen, dass die Energie eine andere sei, keine »fremde Energie«. Ich vermute, das hat damit zu tun, dass im Schilddrüsenextrakt, egal, ob von Rind oder Schwein, mehr drin ist als reines Thyroxin und die Patientinnen von sekundären Inhaltsstoffen profitieren, etwa von T1, T2, Jod, Calzitonin und vielen weiteren Botenstoffen, die im Schilddrüsenextrakt enthalten sind und die eine fehlende Schilddrüse als Produktions- und Speicherort vollständiger ersetzen. Mit dem Ergebnis, dass bei uns in der Praxis so gut wie alle Patientinnen, die keine Schilddrüse mehr haben, von der Umstellung profitieren. (Anmerkung: Hier ist zu bedenken, dass zu uns in der Regel nur Leute kommen, die sich mit L-Thyroxin nicht wohlfühlen und eine Alternative suchen!)

Ein weiteres Kriterium für eine Umstellung von L-Thyroxin auf Schilddrüsenextrakt ist für mich eine unzureichende Umwandlung von fT4 in fT3. Das äußert sich, wie oben beschrieben, häufig in Unruhe bei gleichzeitiger Erschöpfung und lässt sich im Blut an einem relativ hohen fT4- und relativ niedrigen fT3-Wert im unteren Drittel ablesen. Auch das kommt im Durchschnitt oft bei Patientinnen vor, die entweder eine durch eine Entzündung kleine und vernarbte oder keine Schilddrüse mehr haben. Das kann an einer verminderten Dejodase liegen, vielleicht braucht man hier doch mehr Zutun von der Schilddrüse als gedacht, oder möglicherweise auch an einer ausbleibenden Produktion von fT3 in der Schilddrüse selbst – zwar werden 90 Prozent des fT3 durch Umwandlung aus fT4 gewonnen, aber 10 Prozent des fT3 produziert die Schilddrüse selbst, sodass dies ebenfalls die Lücke erklären könnte. Und auch hier fühlen sich die meisten Patientinnen nach der Umstellung wohler, vor allem hinsichtlich des Stoffwechsels und des Gewinns an Energie. Ganz häufig wird erwähnt, dass »die Verstopfung weg sei« und auch der Hirnnebel (Brainfog).

Das heißt, um auch das zusammenzufassen, ich ersetze L-Thyroxin, wenn bei einer Patientin:

- Erschöpfung und/oder Unruhe auftreten,
- die Schilddrüse klein, vernarbt oder gar nicht vorhanden,
- der TPO-AK-Wert positiv,
- der fT4-Wert im Blut in Relation hoch und der fT3-Wert niedrig ist.

Wie setze ich L-Thyroxin ab?

Wenn Sie an diesem Punkt des Buchs der Meinung sind, dass Sie L-Thyroxin nicht benötigen, weil die genannten Kriterien auf Sie zutreffen, fragen Sie sich nun mit hoher Wahrscheinlichkeit und auch zu Recht, wie Sie vorgehen sollten. Das ist an sich ziemlich einfach, salopp gesagt: weglassen und abwarten. Es gibt aber ein paar Kleinigkeiten, die Sie berücksichtigen sollten. Wir haben uns in den vorhergehenden Kapiteln ja ausführlich mit der Schilddrüse und der Produktion der Schilddrüsenhormone beschäftigt – vor allem damit, was es alles braucht, um am Ende der Synthese ein freies fT3 zu haben, das die Zellen unseres Körpers erreicht und anregt.

Erinnern Sie sich, was die Schilddrüse alles benötigt, um gut arbeiten zu können? Genau: Die Schilddrüse benötigt ausreichend Jod, Eisen und Selen. Ehe Sie also Ihr L-Thyroxin in die Ecke stellen, sollten Sie sicher sein, dass Sie genügend von diesen Vitalstoffen haben. Anderenfalls fehlt der Schilddrüse der Treibstoff. Hierzu können Sie Untersuchungen veranlassen oder in Auftrag geben. Um einen Eisenmangel auszuschließen, empfehle ich, im Blut Hämoglobin und Ferritin zu bestimmen, zur Ermittlung des Jodstatus eignet sich eine Untersuchung im Urin und Selen kann ebenfalls durch eine Blutabnahme bestimmt werden, idealerweise im Vollblut. Ist das für Sie nicht möglich, aus welchen Gründen auch immer, so empfehle ich Ihnen begleitend zum Ausschleichen immerhin die Einnahme von Jod (Kelp, 150 mcg täglich).

Da wir wissen oder zumindest mit sehr hoher Wahrscheinlichkeit annehmen können, dass Sie keine Entzündung der Schilddrüse haben, ist ein guter Jodspiegel unerlässlich – klar, weil die Schilddrüsenhormone hauptsächlich aus Jod bestehen. Und da Jod in Deutschland Mangelware ist, trotz Jodierung des Speisesalzes und so weiter, und sich bei nahezu allen Untersuchungen bei uns in der Praxis ein Jodmangel herausstellt, kann die Einnahme bei nicht bestehender Schilddrüsenentzündung in moderater Dosierung pauschal empfohlen werden – auch weil organisches Jod, wie gesagt laut Studien, nachweislich vor Brustkrebs schützt.

Wenn also kein Mangel besteht, kann es losgehen – und zwar so: Sie nehmen Ihre bisherige Dosierung von L-Thyroxin und halbieren sie um die Hälfte, indem Sie sie teilen und täglich nur noch eine halbe Tablette einnehmen. Und dann warten Sie ab. Denn da L-Thyroxin eine Halbwertszeit von sieben Tagen hat und einen konstanten T4-Spiegel aufbaut, dauert es in der Regel, jedenfalls nach Berichten von Patientinnen, zwei bis drei Wochen, bevor eine Änderung eintritt. Wenn Sie sich ab diesem Zeitpunkt wacher und klarer fühlen, ist das ein Zeichen dafür, dass Ihre Schilddrüse wieder selbst das Ruder übernommen hat und selbst zu produzieren beginnt. Sollten Sie sich zunehmend müder und schwerer fühlen, so ist das ein früher Hinweis darauf, dass Ihre Schilddrüse nicht so richtig in die Gänge kommt.

Werfen Sie aber die Flinte nicht zu früh ins Korn! Ihre Schilddrüse braucht etwas Zeit, um die neuen Signale aus der Hypophyse zu verarbeiten! Immerhin dauert es unter Umständen sechs bis acht Wochen, bevor unser Körper L-Thyroxin vollständig abgebaut hat. Nach diesem Zeitraum, also nach gut zwei Monaten, wissen Sie aber in der Regel Bescheid. Und wenn Sie sich mit der halben Dosis wohlfühlen, dann können Sie L-Thyroxin ganz absetzen. Fühlen Sie sich nicht wohl, also schlapper, dicker und träger als zuvor, dann werden Sie es ohne hormonelle Substitution wohl leider nicht schaffen und ich empfehle die Wiedereinnahme von L-Thyroxin oder, zumeist besser, da Sie sich unter L-Thyroxin ja nicht wohlfühlten, die Umstellung auf organisches Schilddrüsenextrakt.

Für diejenigen, die L-Thyroxin vollständig abgesetzt haben und sich damit gut fühlen, oder auch diejenigen, die sich nicht sicher sind, empfiehlt sich zur Kontrolle eine Blutabnahme weitere sechs bis acht Wochen nach dem Absetzen. Ist unser Unternehmen geglückt, so sehen Sie in der Regel einen TSH-Wert, der zumeist etwas höher liegt als unter der Einnahme von L-Thyroxin, klar, weil die Hypophyse mit TSH ja die Schilddrüse wieder anregt, einen fT4-Spiegel, der niedriger liegt als unter der Einnahme von Thyroxin, und – und das ist das entscheidende Kriterium – einen fT3-Spiegel, der entweder unverändert ist oder höher liegt als unter der Einnahme von L-Thyroxin. Ist unser Unternehmen nicht geglückt, so merken Sie das zum einen an Ihrem Befinden, nämlich zunehmender Schlappheit, aber auch an einem zumeist deutlich erhöhten TSH-Spiegel und einem fT3-Spiegel, der unter dem liegt, den Sie unter L-Thyroxin hatten.

Wie ersetze ich L-Thyroxin?

Wenn Sie zu den Kandidatinnen gehören, die L-Thyroxin nicht absetzen können oder nicht wollen, ist organisches Schilddrüsenextrakt meiner Meinung nach die Alternative. Ich habe in der Praxis auch mit den synthetischen Alternativpräparaten zu reinem L-Thyroxin, sprich mit Novothyral, Prothyrid und Thybon, gearbeitet, aber zumeist nicht einen ähnlich positiven Effekt wie bei einer Umstellung auf Schilddrüsenextrakt beobachten können – warum, das kann ich nicht sagen, aber es mag auch hier an den sekundären Inhaltsstoffen liegen, die den Unterschied machen.

Ehe es nun ans Praktische geht, vorab aber noch ein Hinweis. Im Netz, also auf Google und dergleichen, sind haufenweise, zuweilen äußerst detaillierte Empfehlungen zu finden, wie bei einer Umstellung vorzugehen ist: Man soll Thyroxin ausschleichen und Schilddrüsenextrakt einschleichen, man soll es morgens nehmen, unbedingt nüchtern. Andere schreiben: unbedingt abends. Und wiederum andere schwören, mit vielen Ausrufezeichen versehen, auf die Einnahme von mehreren kleinen Dosen von Schilddrüsenextrakt über den Tag verteilt. Es sind auch zahlreiche Berechnungen zu finden, zumeist Quotienten zum Beispiel aus fT4 und fT3, die den Erfolg einer Umstellung messbar machen sollen. Kurzum: Es gibt sehr viele widersprüchliche Meinungen, wie man hier vorzugehen habe. So viele, dass am Ende eher Verwirrung herrscht, als dass man eine Hilfestellung erfährt.

Ich habe in der Praxis, vor allem in den Anfangsjahren, auch mangels Erfahrung, ebenfalls eine strikte Linie bei der Umstellung verfolgt: so und nicht anders! Inzwischen bin ich da sehr viel gelassener und das versuche ich den Patientinnen in der Praxis auch mit auf den Weg zu geben. Denn wie so häufig, wenn es um Hormone geht, ist die Reaktion meiner Beobachtung nach individuell sehr unterschiedlich: Es gibt Patientinnen, die Schilddrüsenextrakt abends einnehmen und schlafen wie Kinder, aber es gibt eben auch andere, die nach abendlicher Einnahme von Schilddrüsenextrakt senkrecht im Bett stehen und kein Auge zukriegen. Dann gibt es welche, die sich gut dabei fühlen, alles morgens auf einmal einzunehmen – das sind übrigens die, die dazu auch gern das Wort »einwerfen« verwenden. Und es gibt andere, die bestens damit fahren, die Dosierung von Schilddrüsenextrakt auf zwei Dosen zu verteilen, auf morgens und mittags. Es existieren also mehrere Varianten, die dahin führen, wo wir hinwollen, nämlich zu mehr Wohlbefinden. Daher gebe ich den Patientinnen wie gesagt inzwischen keine strikte Richtlinie mehr mit auf den Weg, sondern empfehle, mehr auf das eigene Gefühl zu hören als auf vermeintliche Regeln und Parameter.

Ich bin mittlerweile davon überzeugt, dass die ideale Einstellung der Schilddrüse am besten nach Gefühl geht. Und ich bin mir sicher, dass auch Sie für sich auf diese Art die richtige Anwendung finden werden, mit etwas Geduld und Gespür. Da mich Patientinnen in der Praxis jedoch nicht selten mit fragendem Blick verunsichert ansehen, wenn ich plötzlich davon spreche, bei der Umstellung ganz nach Gefühl vorzugehen, und mir dann, auch vollkommen zu Recht, zahlreiche Fragen entgegenkommen, habe ich Ihnen einen Fragenkatalog zusammengestellt – mit Überlegungen, die Patientinnen zu Beginn der Umstellung oder vielmehr kurz davor besonders beschäftigen. In der Hoffnung, dass auch Sie Ihre Fragen darin beantwortet sehen und frohen Mutes die Umstellung angehen können.

Was für ein Präparat soll ich nehmen?

Für den Beginn würde ich Metavive empfehlen. Es ist ein Biopräparat, das von frei laufenden Schweinen gewonnen wird, und über The Natural Choice erhältlich. Es gibt das Produkt in zwei Dosierungen, in Metavive I und Metavive II. Metavive I entspricht dabei etwa L-Thyroxin 25 und Metavive II L-Thyroxin 50. (Alternativ ist es auch vom Rind erhältlich, Metavive III entspricht dabei ebenfalls L-Thyroxin 25 und Metavive IV L-Thyroxin 50.)

Und wie viel soll ich einnehmen?

Das hängt davon ab, wie viel Sie aktuell nehmen. Ich habe die Erfahrung gemacht, dass man sich bei einer Umstellung an der gegenwärtigen Dosierung von L-Thyroxin orientieren kann. Das heißt: Wenn Sie gerade zum Beispiel L-Thyroxin 75 nehmen, entspräche das der Einnahme von einer Kapsel

Metavive II und einer Kapsel Metavive I. Da in Metavive aber aktives fT3 enthalten ist, würde ich zur Vorsicht immer etwas niedriger beginnen. Steigern können Sie die Dosierung immer. Das sähe dann so aus: Sie beginnen mit einer Kapsel Metavive II täglich und steigern die Dosis bei Bedarf im Zweiwochentakt um eine Kapsel Metavive I.

Bei Bedarf?

Wenn Sie sich mit einer Kapsel Metavive II täglich wohlfühlen, passt das. Falls Sie nach zwei Wochen aber das Gefühl haben, dass Sie (immer noch) müde und träge sind, die Verdauung nicht läuft und Sie auch nicht richtig denken können, dann erhöhen Sie die Dosis um eine Kapsel Metavive I. Und das können Sie bei Bedarf nach weiteren zwei Wochen wiederholen, so lange, bis sich Wohlbefinden einstellt.

Aber Achtung: Wenn Sie mit der Erhöhung der Dosierung innere Unruhe verspüren, haben Sie die obere Grenze erreicht und sollten mit der Dosierung wieder einen Schritt zurückgehen.

Und hier zur Erinnerung: Es kann nicht jede Form von Erschöpfung über die Schilddrüse behandelt werden, und wenn sich, das als Faustregel, bei einer Steigerung der Dosierung mit Metavive ums Doppelte von der ehemaligen Dosis mit Thyroxin keine deutliche Besserung einstellt, ergibt es keinen Sinn, weiter zu erhöhen. Dann liegt die Ursache nicht in der Schilddrüse!

Und wie stelle ich um? Von heute auf morgen?!

Richtig. Ein Ein- oder Ausschleichen ist nicht nötig. Sie nehmen von heute auf morgen Metavive anstelle von L-Thyroxin.

Und wann soll ich Metavive einnehmen?
Ich empfehle die morgendliche Einnahme direkt vor dem Frühstück. Die nüchterne Einnahme wie bei L-Thyroxin ist meiner Erfahrung nach nicht nötig. Bei einer höheren Dosis, ab zwei Kapseln Metavive II, ergibt es Sinn, die Dosierung aufzusplitten und auf morgens und mittags zu verteilen.

Bei manchen Patientinnen führt die einmalige Einnahme von höheren Dosierungen zu einem zu raschen Anfluten des Wirkstoffs und es kann zwei bis drei Stunden nach Einnahme zu kurzzeitiger Unruhe kommen. Wenn Sie mit der Zeit erfahrener im Umgang mit Schilddrüsenextrakt sind, können Sie die Einnahme über den Tag verteilt anpassen, eben nach Gefühl. So, wie es Ihnen am besten geht.

Ich brauche eine hohe Dosierung. Muss ich dann täglich und für immer drei oder vier Kapseln einnehmen?
Metavive gibt es nur in den Dosierungen I und II. Wenn Sie höhere Dosierungen einnehmen, kann Thyreogland von der Klösterl-Apotheke in München empfohlen werden. Das können Sie individuell zubereiten lassen und müssen dann nur eine Kapsel täglich schlucken. Thyreogland ist allerdings verschreibungspflichtig und Sie benötigen ein ärztliches Rezept.

Und wird Metavive von der Krankenkasse übernommen?
Von der gesetzlichen Krankenkasse nicht. Wenn Sie privat versichert sind oder eine Zusatzversicherung haben, ist die Chance größer. Das variiert von Kasse zu Kasse. Thyreogland wird von privaten Kassen in der Regel übernommen, nicht aber von Zusatzversicherungen. In manchen Fällen wird Thyreogland auch von der gesetzlichen Krankenkasse bezahlt, das muss aber vorab mit ihr abgeklärt werden.

Absetzen oder ersetzen?

Beispiele aus der Praxis

Nun kommen wir zu den Fallbeispielen. Ich habe Ihnen jeweils vier ausgesucht, also vier zum Thema »Absetzen«, vier zum Thema »Ersetzen« und vier Beispiele, bei denen das Projekt »L-Thyroxin absetzen oder ersetzen« nicht funktionierte beziehungsweise es ein weiter Weg war, den wir gehen mussten, um der Patientin zu mehr Wohlbefinden zu verhelfen. Ich habe die Beispiele dabei so ausgewählt, dass sie eine möglichst große Bandbreite abdecken und, so hoffe ich, jeder für sich etwas mitnehmen kann.

Beginnen möchte ich mit dem Absetzen, dann folgt das Ersetzen und schließlich kommen die nicht ganz so einfachen Fälle.

Vier Frauen, denen es ohne L-Thyroxin besser geht

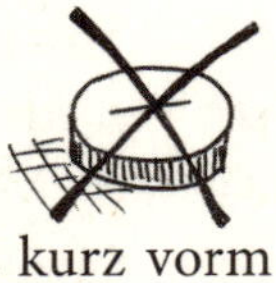

Von L-Thyroxin ausgebremst

Die junge Frau, gerade achtzehn Jahre alt und kurz vorm Abitur – wir haben sie bereits kurz im Vorwort kennengelernt –, kam im Jahr 2023 mit ihrer Mutter in die Sprechstunde. Sie war groß gewachsen und machte einen aufgeräumten Eindruck. Sie strahlte weder Unruhe noch Trägheit aus. Ich konnte auf den ersten Blick keine Auffälligkeit erkennen und dachte schon: »Was will eine so junge und gesund erscheinende Frau bei mir in der Praxis?« Aber es gab Anlass genug.

Als beide Platz genommen hatten, berichtete die junge Frau von Müdigkeit, trägem Stoffwechsel und Konzentrationsstörungen. Sie sagte, sie könne sich in der Schule nichts mehr merken und müsse jeden Text zweimal lesen. Außerdem nehme sie zu. Als ich fragte, seit wann das denn so sei, sagten Mutter und Tochter direkt und wie aus der Pistole geschossen, seit sie L-Thyroxin einnehme.

Ich fragte hierauf, warum sie es nehmen müsse, und weiter, ob eine Diagnose vorläge. Beide konnten mir aber keine Antwort geben. Sie sahen sich ratlos an und erinnerten sich, dass der Hausarzt Blut abgenommen habe und sie, da der TSH-Wert erhöht gewesen sei, seither L-Thyroxin wegen einer Unterfunktion einnehmen müsse.

»Und wie viel?«, fragte ich.

»L-Thyroxin 100.«

»Und eine Untersuchung gab es nicht? Ein Ultraschall oder eine Abklärung der Antikörper?«

Beide schüttelten den Kopf und die junge Frau ergänzte noch, dass sie L-Thyroxin nicht mehr nehmen möchte, weil es ihr seit der Einnahme nicht mehr gut gehe, sie es sich aber nicht zutraue, es auf eigene Faust abzusetzen.

Als wir eine Ultraschallaufnahme machten, sah ich eine schöne, rundum gesund erscheinende Schilddrüse auf dem Monitor. Von einer Entzündung oder einem Knoten keine Spur. Eine Ursache für eine Unterfunktion war nicht zu entdecken. Anhand der Blutwerte konnte ich ebenfalls eine Hashimoto-Thyreoiditis ausschließen. Es waren keine TPO-Antikörper vorhanden. Eines fiel im Blut aber deutlich auf: Der fT4-Spiegel war hoch normal und lag an der oberen Kante der Referenzwerte, der fT3-Spiegel hingegen hing ganz tief unten drin an der unteren Kante: TSH 1,01 (Referenz: 0,27 und 4,2 mU/l), fT4 21,30 pmol/l (Referenz: 12–22 pmol/l), fT3 3,83 pmol/l (Referenz: 3,1–6,8 pmol/l).

Was will uns das sagen? Der hohe fT4-Wert spricht bei einem niedrigen fT3-Wert dafür, dass von dem Thyroxin, das eingenommen wird, nichts im Körper ankommt. Und da diese junge Frau im Ultraschall eine makellose Schilddrüse hatte, zudem die Beschwerden erst seit der Einnahme von L-Thyroxin bestanden, hatte ich ziemlich bald die Vermutung, dass dessen Einnahme eine Unterfunktion erzeugte.

Das klingt ziemlich befremdlich. L-Thyroxin wird ja gegen eine Unterfunktion eingesetzt. Aber wenn es in hoher Dosierung gegeben wird, das wissen wir inzwischen, wird das TSH von der Hypophyse gedrosselt und die eigene Schilddrüse erhält weniger Impulse. Mit der Folge, dass die Gabe von L-Thyroxin eine gesunde Schilddrüse ausbremst und deren Unterfunktion entsteht, die in der Regel lebenslang mit der Einnahme von L-Thyroxin behandelt werden muss.

Und genau das ist bei der jungen Frau passiert. Ich habe im Gespräch mit Mutter und Tochter bis heute nicht herausfinden können, was der Anlass zur damaligen Verordnung von L-Thyroxin war. Bei der Sichtung älterer Blutwerte fiel noch nicht einmal ein erhöhter TSH-Spiegel auf, er lag lediglich bei hoch normalen 3,8 mU/l. Das schien dem damaligen Hausarzt aber womöglich zu hoch und er wollte wohl vermeiden, dass die junge Frau eine Unterfunktion entwickeln würde – tja, und es bewirkte das genaue Gegenteil.

Wir, das heißt Mutter, Tochter und ich, waren uns jedenfalls schnell klar, was zu tun sei, nämlich L-Thyroxin auszuschleichen. Ich empfahl, L-Thyroxin 100 für sechs Wochen zu halbieren und es dann ganz wegzulassen. Zur Unterstützung der Schilddrüse verschrieb ich der jungen Frau zudem organisches Jod auf Algenbasis (150 mcg täglich) und eine anregende Creme zum Auftragen auf die Schilddrüse (»Schilda 3«, Linden-Apotheke, Ludwigsburg).

Als die junge Frau drei Monate später zur Kontrolle in die Praxis kam, ging es ihr gut, sie sagte, dass sie wieder klarer im Kopf sei, die Verdauung besser laufe und sie sich allgemein fitter fühle.

»Und die Müdigkeit?«, fragte ich.

Die, so gab sie an, sei noch da, schob das aber auch auf den Abistress in der Schule.

Mir fiel bei diesem zweiten Termin nichts anderes auf als auch beim ersten: Die junge Frau machte auf mich einen gesunden und aufgeräumten Eindruck. Und als wir im Blut ihre Schilddrüsenwerte kontrollierten, bestätigte sich das: Der TSH-Wert war wieder hoch normal, er lag bei 3,82 mU/l; der fT4-Spiegel war niedriger als zuvor, er lag bei 14,6 pmol/l; und der fT3-Wert – und das ist der sichere Beweis, dass die Schilddrüse dieser Frau ohne L-Thyroxin besser dran ist als mit – lag höher als beim Vorwert, nämlich bei 4,14 pmol/l.

Inzwischen war die junge Frau ein weiteres Mal bei uns und mit bestandenem Abitur verging auch die Müdigkeit. Sie fühlt sich wohl, hat keine Beschwerden. Und die Blutwerte sind unauffällig. Sie braucht kein L-Thyroxin oder, deutlicher gesagt, L-Thyroxin hat ihr eher geschadet.

Nach Operation besser ohne L-Thyroxin

Die Verunsicherung rund um die hormonelle Unterstützung der Schilddrüse ist allgemein groß, ganz besonders aber bei Patientinnen, die keine vollständige Schilddrüse mehr haben, zum Beispiel als Folge einer operativen Entfernung eines knotigen Schilddrüsenlappens. Klar, denn wenn einem die Hälfte von etwas fehlt, fragt man sich natürlicherweise, ob hier dann auch die Hälfte der ursprünglichen Leistung weg ist. Sprich, ob es überhaupt möglich ist, dass eine Schilddrüse nach Teilresektion alles allein packt.

Ja, sie kann es. Das lässt sich zwar nicht pauschal sagen, aber ich habe schon einige Patientinnen begleiten dürfen, die keine vollständige Schilddrüse mehr hatten, egal, wodurch, und trotzdem kein L-Thyroxin einnehmen mussten oder, anders gesagt, wir es erfolgreich absetzen konnten.

So zum Beispiel bei Frau E., einer Frau von sechzig Jahren, die Ende 2024 zu uns in die Praxis kam und mir gleich wegen ihres entschlossenen Gangs und ihrer Engelbert-Strauss-Arbeiterhose auffiel. Als sie Platz nahm und ich sie nach dem Anlass ihres Besuchs fragte, berichtete sie, dass ihr wegen eines Knotens die Hälfte der Schilddrüse »rausgeschnitten« worden sei und sie seither schlecht schlafe, unruhig sei und zudem mit Müdigkeit und Kälte kämpfe. Und weiter, dass sie gekommen sei, um herauszufinden, ob diese Beschwerden noch von der Operation kämen und ob sie jetzt damit leben müsse.

»Wann war denn die Operation?«, fragte ich.

»Vor acht Jahren.«

»Das sollte dann nicht mehr von der Operation kommen. Aber nehmen Sie L-Thyroxin?«

»Ja. 125 Mikrogramm täglich.«

Ich hatte zu diesem Zeitpunkt des Gesprächs zwei Ideen. Ihre Unruhe und Schlafstörungen konnten von einem Progesteronmangel kommen. Sie war aktuell sechzig, acht Jahre zuvor also mittendrin in den Wechseljahren, was zu Unruhe und vor allem Schlafstörungen führen kann. Oder ihr L-Thyroxin war zu hoch dosiert.

Da sie auf meine Frage nach den Wechseljahren abwinkte und erklärte, dass sie durch eine Entfernung der Gebärmutter in ihren Vierzigern schon früh in die Wechseljahre gekommen sei und zudem wisse, wie anders sich Wechseljahresbeschwerden anfühlen würden, tippte ich eher auf letztere Vermutung, nämlich auf ein Zuviel von Thyroxin.

Und das bestätigten ihre Blutwerte ziemlich eindeutig: Der fT4-Spiegel war erhöht, er lag bei 24,9 pmol/l (Referenz: 12–22 pmol/l); und der fT3-Wert lag niedrig normal bei 4,2 pmol/l (Referenz: 3,1–6,8 pmol/l).

Als ich die Werte vom Labor bekam, musste ich direkt mit dem Kopf schütteln. Ich will keinen Hausarzt oder wen auch immer anprangern, aber ich verstehe nicht, warum erstens eine Frau, die seit der Einnahme von L-Thyroxin von Unruhe, Schlafstörungen und Kälte berichtet, kein offenes Ohr für ihre Beschwerden findet und warum zweitens niemand auf die Idee kommt, mal nicht nur den TSH-Spiegel zu bemühen, sondern auch fT4 und fT3 im Blut zu bestimmen. Das hätte ihre Beschwerden im Handumdrehen erklärt und auch gelöst.

Und so war es dann auch. Sie hatte im Blut keine weiteren Mängel, also keinen Eisen- oder Selenmangel, und da sie versicherte, Jodsalz zu nehmen und regelmäßig Fisch zu essen, und ich überdies den Eindruck hatte, dass sie nicht viel von der Einnahme von Medikamenten oder Nahrungsergänzungsmitteln hielt beziehungsweise keine Lust darauf hatte, empfahl ich ihr lediglich das Ausschleichen von Thyroxin. Sie sollte sechs Wochen lang die Hälfte ihrer 125er einnehmen und sie dann, bei Wohlbefinden, ganz weglassen.

Gesagt, getan: Als sie nach rund vier Monaten zur Kontrolle in die Praxis kam, blieb sie zwar ihrem Naturell treu, nämlich kurz und knapp zu antworten, konnte die Freude über ihren Zustand aber nicht ganz verheimlichen. Sie sagte, sie habe keine Unruhe mehr und könne wieder durchschlafen. Zudem sei ihre Körpertemperatur angestiegen, sie käme jetzt auf über 36 Grad, und was ihr zu ihrer großen Überraschung aufgefallen sei: Sie habe keine Schmerzen mehr in den Beinen und könne wieder in die Hocke gehen.

Letzteres war mir neu. Sie hatte es bei unserem ersten Termin nicht erwähnt. Es schien ihr aber sehr wichtig, denn sie trat zur Demonstration direkt in die Mitte des Raums und ging mehrmals flüssig in die Hocke. Und dazu sagte sie: »Das habe ich seit Jahren nicht mehr machen können.« Zu stark seien die Schmerzen gewesen!

Ob ihre neue Beweglichkeit tatsächlich mit dem Ausschleichen von L-Thyroxin verbunden war, lässt sich nur vermuten. Fest steht aber, dass sie ohne L-Thyroxin keine Beschwerden mehr hatte. Und das zeigte sich auch im Blut: Ihr TSH-Spiegel lag bei 4,05 mU/l, ihr fT4-Wert bei 15,3 pmol/l und ihr fT3-Wert bei 3,9 pmol/l.

Einen weiteren Termin vereinbarten wir nicht, wir verblieben so, dass sie sich melden würde, sofern es ihr wieder schlechter gehen sollte und sie, wie wir im Scherz sagten, nicht mehr in die Hocke gehen könne. Seither habe ich nichts mehr von ihr gehört.

Seit der Gabe von L-Thyroxin 12 Kilo zugelegt

Eine Unterfunktion der Schilddrüse führt nicht selten zu einer Gewichtszunahme, klar, weil der Stoffwechsel am Boden liegt. Die Einnahme von L-Thyroxin bringt bei einer solchen Lage dann oft die Wende: Der Metabolismus läuft und es kommt, weil wieder Schilddrüsenhormone da sind, zur Gewichtsabnahme. Es gibt aber auch den gegenteiligen Fall, nicht häufig, aber ich kann spontan sicher fünf Frauen nennen, bei denen die Einnahme von L-Thyroxin das genaue Gegenteil bewirkte, nämlich eine deutliche Gewichtszunahme, zuweilen in kürzester Zeit.

So zum Beispiel bei Frau W., einer 38-jährigen Frau, die 2022 zu uns in die Praxis kam. Als sie zu mir ins Zimmer trat, wirkte sie sportlich und agil, aber, um es mal salopp zu sagen, aufgedunsen. Sie hatte Wassereinlagerungen im Gesicht und, wie mir beim Handgeben zur Begrüßung auffiel, auch am Handgelenk. Und diese Wassereinlagerungen waren in unserem Gespräch auch gleich Thema.

Sie berichtete, dass sie nach der Geburt ihres zweiten Kindes von ihrem Hausarzt wegen eines zufällig entdeckten Knotens der Schilddrüse L-Thyroxin verschrieben bekommen und seither 12 Kilo zugenommen habe. Sie mache Sport, ernähre sich gesund und trotzdem gehe das Gewicht nur in eine Richtung, nämlich steil nach oben.

Ich fragte nach weiteren Beschwerden und sie sagte, kurz innehaltend, dass sie nicht mehr so fit sei wie früher, was aber auch an den Kindern liegen könne, und dass sie eher zu Verstopfung neige und auch das schlimmer geworden sei. Das bewegte sie aber nicht besonders. Ihr Thema oder, sagen wir, ihre berechtigte Sorge war die Gewichtszunahme, die sie auch gleich wieder ansprach und mir, das Hosenbein hebend, zeigte, welche Druckstellen ihr Sockenbund in ihrem Bein hinterließ.

»Ich glaube, das ist Wasser«, sagte sie auch selbst.

Dass bei einem unauffälligen, das heißt gutartigen Knoten der Schilddrüse L-Thyroxin gegeben wird, ist sinnvoll, wenn der TSH-Spiegel relativ hoch ist. Warum? Weil ein relativ hoher TSH-Spiegel (innerhalb der Referenz aber im oberen Drittel) die Schilddrüse zum Wachstum anregt und wir genau das bei Vorhandensein eines Knotens verhindern möchten. Klar. Er soll ja nicht wachsen und womöglich durch Verdrängungsprozesse eine Operation nötig machen. Also alles gut, an sich. Denn wenn die Gabe von Thyroxin andererseits einer Frau wie Frau W. pro Monat ein Kilo mehr beschert und sie nachvollziehbar todunglücklich macht, ist das auf jeden Fall zu überdenken oder Anlass genug, nach einer anderen Lösung zu suchen.

Zunächst wollte ich aber weitere Ursachen für die Wassereinlagerungen ausschließen und fragte, ob sie zyklusabhängig seien. Frau W. dachte kurz nach, dann sagte sie, dass ihr Zyklus regelmäßig sei und »voll nach Plan läuft«. Ein Zusammenhang sei ihr nicht aufgefallen. Ist es in der zweiten Zyklushälfte nicht ausgeprägter? Da sie, nach kurzem Blick an die Decke, mit dem Kopf schüttelte, schien mir die Ursache nicht an einem Progesteronmangel zu liegen. Das dachte ich, beziehungsweise wollte ich ausschließen, da ein Zuwenig an Progesteron zu Wassereinlagerungen führt und das nicht selten nach Entbindungen auftritt. Aber dann hätte sie in der Regel prämenstruelle Beschwerden und eine deutliche Zunahme der Wassereinlagerungen in der zweiten Zyklushälfte bemerken müssen.

Was ich zudem abklärte, das waren Herz, Niere und Leber. Aber auch hier zeigten sich keine Auffälligkeiten und es verdichtete sich, dass der Grund ihrer Beschwerden tatsächlich die Einnahme von L-Thyroxin sein könnte.

Als wir zur Untersuchung übergingen, bestätigte sich der Befund im Ultraschall. Im rechten Schilddrüsenlappen war ein gut abgegrenzter kleiner Schilddrüsenknoten zu sehen, ein Adenom. Er war unauffällig, aber klar, er sollte auch nicht größer werden. Im Blut waren die Schilddrüsenwerte von Frau W. unter L-Thyroxin 50 optimal: Der TSH-Wert war niedrig (TSH 1,09 mU/l) und fT3 und fT4 lagen im oberen Drittel des Referenzwerts (fT4 19,3 pmol/l, fT3 5,8 pmol/l). Also von den Parametern her alles in Butter.

Aber die Beschwerden konnten ja auch nicht »weggedacht« werden; und da sie, laut Versicherung von Frau W., mit der Einnahme von L-Thyroxin begonnen hatten und ihre Schilddrüse bis auf den Knoten einen gesunden Eindruck machte, empfahl ich ihr das Ausschleichen des Mittels.

»Und der Knoten? Wird der dann nicht größer?« Das war

ihre sofortige Nachfrage. Nicht unberechtigt. Denn das wollten wir ja weiter verhindern.

Also vereinbarten wir Folgendes: Sie sollte L-Thyroxin nach bewährter Strategie ausschleichen – eine halbe Tablette für sechs Wochen, dann ganz absetzen – und gleichzeitig führten wir eine, sagen wir, »Knotentherapie« durch, und zwar mit 250 mcg Jod täglich plus den Schüßler-Salzen 14 und 15. Das sind Kalium bromatum (Kaliumbromid), ein Beruhigungsmittel für Schilddrüse und Nerven, und Kalium jodatum (Kaliumjodid) als Reizmittel zur Unterstützung der Jodaufnahme.

Als Frau W. nach drei Monaten zur Kontrolle in die Praxis kam, war sie happy. Sie hatte wieder 2 Kilo verloren und berichtete auch, dass sie nach Absetzen von Thyroxin häufig auf die Toilette zum Wasserlassen musste und das Gefühl habe, dass sie »davor alles wie ein Schwamm aufgesogen habe«. Und das war ihr auch anzusehen: Das Gesicht wirkte schmaler und die Physis leichter.

Im Blut fiel das Absetzen von Thyroxin an fT3 kaum auf, der Wert blieb stabil auf 5,3 pmol/l. Auch am fT4-Spiegel zeigte sich kaum Veränderung. Der TSH-Spiegel stieg jedoch leicht an, zwar lag er mit 3,08 mU/l klar in der Norm, war aber höher als unter L-Thyroxin. Und das bereitete Frau W. trotz allen Wohlbefindens Sorgen. Da es nach drei Monaten zu früh für eine Kontrolle des Knotens war, vereinbarten wir unter Beibehalten der »Knotentherapie« zunächst eine halbjährliche Kontrolle und ab 2024 eine jährliche. Mit dem Ergebnis, dass der Knoten, wodurch auch immer, keine wesentliche Veränderung zeigt und es Frau W. weiterhin gut geht. Inzwischen nahezu auf Ursprungsgewicht und ohne Wassereinlagerungen.

Vorsicht mit L-Thyroxin bei Osteoporose

Dass L-Thyroxin das Entstehen einer Osteoporose begünstigen kann, wird aktuell in den Medien diskutiert. Und das trifft laut der im ersten Teil unseres Buchs bereits zitierten Studie der Radiological Society of North America[40] auch dann zu, wenn nach den Leitlinien behandelt wird, das heißt, wenn die Blutwerte in der Referenz liegen.

Wer also jahrelang L-Thyroxin einnimmt, läuft Gefahr, mit einem Verlust an Knochendichte leben zu müssen. Dass dies nicht bedeutet, jeder mit einer Hypothyreose solle geradewegs L-Thyroxin absetzen, ist klar, aber je nach Einzelfall wird das mit Sicherheit nicht nur eine Option sein, sondern meiner Meinung nach Gebot.

So etwa bei Frau G., die 2023 in Begleitung ihres Sohnes zu uns in die Praxis kam. Sie machte für ihre 83 Jahre körperlich wie geistig einen richtig fitten Eindruck. Sie war hager, hatte eine gesunde Gesichtsfarbe und wirkte, als habe sie viele Jahre ihres Lebens in der Natur verbracht, im Weinberg oder im Garten.

Anlass ihres Besuchs war ihre bekannte Osteoporose, zudem Schlafstörungen und Haarausfall. Sie nehme L-Thyroxin bereits seit 1984, als ihr wegen eines kalten Knotens die Schilddrüse operativ entfernt wurde, berichtete sie. Sie habe es auch immer gut vertragen, sie hatte nie Probleme. In den letzten Jahre sei der Schlaf jedoch schlecht geworden, außerdem würden ihr die Haare büschelweise ausfallen. Auf eigene Faust habe sie bereits Thyronaiod 50 um die Hälfte reduziert, was ihr guttue, und würde es am liebsten ganz weglassen. Da das ihrem Sohn aber nicht recht sei – kurzer Seitenblick –, seien sie gekommen, um Rat einzuholen.

Frau G. hatte aktuelle Blutwerte bei sich. Da ihr TSH-Spiegel trotz Reduzierung von Thyronaiod nur bei 1,05 mU/l lag, konnte ich ihr Vorhaben im Grunde schon zu diesem Zeitpunkt befürworten. Selbst die bereits zitierten Leitlinien »Erhöhter TSH-Wert in der Hausarztpraxis« der DEGAM sehen für über Achtzigjährige einen TSH-Normbereich von bis zu 5 als normwertig an und die American Thyroid Association schlägt sogar vor, bei Menschen zwischen siebzig und achtzig Jahren einen Ziel-TSH von etwa 4 bis 6 mU/l anzustreben.

Da bei Frau G. zudem eine Osteoporose diagnostiziert war und sie mit Schlafstörungen und Haarausfall Beschwerden aufwies, die mit der Einnahme von L-Thyroxin, in diesem Fall mit Thyronaiod, einhergehen, war ich geneigt, ihr direkt zu sagen: »Weg damit.« Die Frage war aber noch, wie es um ihre Schilddrüse stand. Handelte es sich 1984 um eine Teil- oder Totalresektion? Ihren Unterlagen zufolge, leicht vergilbt und dem Eindruck nach damals per Fax versandt, handelte es sich um eine Totalresektion, bei der nicht nur der Knoten, sondern die ganze Schilddrüse entfernt wurde. Insofern war ich bei der Ultraschalluntersuchung der Schilddrüse von Frau G. nicht wenig erstaunt, dass linksseitig ein Schilddrüsenlappen mit einigermaßen gesundem Gewebe zu sehen war. Entweder war er nie entfernt worden oder nachgewachsen. Und da ein halber Schilddrüsenlappen häufig genügt, konnte ich ihr das Absetzen empfehlen.

Nach drei Monaten, als sie zur Kontrolle in die Praxis kam, zeigte sich, dass ihr Instinkt richtig war: Sie berichtete, dass sie zwar immer noch nicht wirklich gut schlafe, aber immerhin besser und zudem keinen Haarausfall mehr habe. Es gehe ihr gut, sagte sie. Und da sie auch bei diesem Termin aktuelle Blutwerte bei sich hatte, jedenfalls den TSH-Wert, war auch ihr Sohn beruhigt beziehungsweise einverstanden: Der Wert lag bei 3,89 mU/l.

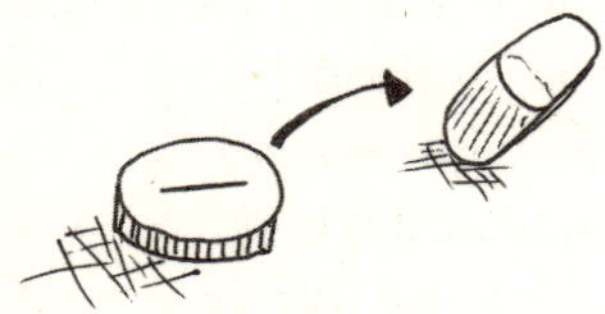

Wieder mehr Lebensenergie durch die Umstellung

Wenn die Schilddrüse nicht mehr da ist, durch eine Operation, eine Radiojodtherapie oder durch eine seit vielen Jahren bestehende Hashimoto-Thyreoiditis, die die Schilddrüse nach und nach zerstörte, benötigen wir Hormone als Ersatz. Ich habe schon viel probiert, sowohl Homöopathisches als auch Pflanzliches, aber es genügt in der Regel nicht. Dann sind meiner Meinung nach organische Präparate das Mittel der Wahl. Und das ist normalerweise kein Problem, eine Umstellung bewirkt oft einen deutlichen Wandel zu mehr Wohlbefinden.

So zum Beispiel bei Frau B., 59 Jahre alt, die selbst im Gesundheitsbereich arbeitet. Als sie eintrat, sah ich eine zierliche Frau, die vom Eindruck her auf mich ehrgeizig und eher unruhig wirkte. Als sie Platz genommen hatte und vom Grund ihres Kommens erzählte und sagte, dass sie L-Thyroxin 150 nehme, staunte ich nicht schlecht. Ich dachte mir insgeheim, das müsste für zwei Frauen von dieser Größe reichen. Das sagte ich aber nicht oder vielmehr konnte ich das gar nicht sagen, denn Frau B. war sichtlich aufgebracht über die Odyssee, die sie bereits hinter sich hatte, und redete sich den ganzen Ärger in einem Rutsch von der Seele.

Von Arzt zu Arzt sei sie gegangen, berichtete sie, aber keiner glaube ihr, dass sie das L-Thyroxin nicht vertrage. Seit Jahren. Sie sei erschöpft, so stark, dass ihr beim Lesen die Augen zufielen. Sie schlafe schlecht, weil ihr das Herz nachts »bis in den Kopf« schlage. Ja, und Heißhunger habe sie, schrecklichen Heißhunger. Aber es heiße immerzu, die Werte würden passen und sie solle bei der aktuellen Dosierung bleiben. Und außerdem habe sie bis dato keine Diagnose dafür, warum sie eigentlich L-Thyroxin nehme. »Keiner hat mir das bis heute erklärt!«

Als sie zur Ruhe gekommen war, also einigermaßen, sahen wir uns gemeinsam die Blutwerte an, die sie über die Jahre ordentlich in einer Mappe gesammelt hatte. Am Verlauf der Blutwerte konnte ich ihre Rage gut nachvollziehen. Es war deutlich zu sehen, dass ihre L-Thyroxin-Dosis von Jahr zu Jahr und von Blutabnahme zu Blutabnahme ausschließlich nach dem TSH-Wert bestimmt wurde. Ihr fT4-Spiegel war durchgehend erhöht. Auf dem aktuellsten Befund lag der TSH-Wert bei 0,29 mU/l, fT4 bei 1,84 (0,8–1,8 ng/dl) und fT3 bei 2,71 (2–4,4 pg/ml). Für mich ein typischer Befund, der mit oberflächlicher Unruhe bei gleichzeitig tiefer liegender Erschöpfung einhergeht oder, anders ausgedrückt, was ich ihr auch anhand der Werte erklärte, daran liegt, dass von dem inaktiven L-Thyroxin angesichts des niedrigen fT3-Wertes kaum etwas im Körper ankommt.

»Aha«, meinte sie darauf. »Und warum sagt mir das keiner?«

Das konnte ich ihr nicht beantworten. Aber ich sagte ihr, es gebe nun zwei Optionen: Entweder sei ihre Schilddrüse gesund und sie habe L-Thyroxin jahrelang umsonst eingenommen, dann würden wir es absetzen, oder ihre Schilddrüse sei zu klein oder vernarbt, dann würden wir L-Thyroxin durch Schilddrüsenextrakt ersetzen. Sie war einverstanden.

»Okay«, sagte sie. »Hauptsache, ich muss kein L-Thyroxin mehr nehmen.«

CHECK

Verschiedene Referenzwerte und Maßeinheiten

Die in den Beispielen zum Teil verschiedenen Maßeinheiten bei den Werten und Referenzwerten sind darauf zurückzuführen, dass die Angaben von Labor zu Labor variieren können (siehe dazu den Hinweis und die Tabelle im Abschnitt »Die Blutdiagnostik« im Kapitel »Die Selbstanamnese«).

Beim Durchblättern der Befunde fand ich in der Chronik der Blutwerte die Antwort auf die Frage nach der Verfassung ihrer Schilddrüse und darauf, ob wir L-Thyroxin ab- oder ersetzen könnten. Im Jahr vor unserem Termin hatte ein Endokrinologe ihre TPO-Antikörper bestimmt. Sie waren positiv, nicht hoch, sie lagen bei 123 (< 34 kU/l), aber hoch genug, um ihr sagen zu können, dass sie eine Hashimoto-Thyreoiditis habe. Und da ich im Befund zudem lesen konnte, dass ihre Schilddrüse mit einem Gesamtvolumen von 4 Milliliter (Norm: 10 bis 18 Milliliter) deutlich verkleinert war und zudem ein »echoarm-inhomogenes Parenchym« aufwies, konnte ich ihr auch sagen, dass wir L-Thyroxin wohl nicht ersatzlos streichen könnten. Das bestätigte sich auch bei unserer Ultraschalluntersuchung: Sie hatte eine kleine, kaum mehr vorhandene Schilddrüse, nicht viel mehr als Restgewebe. Da war die Entscheidung endgültig gefallen: Wir vereinbarten die Umstellung auf organisches Schilddrüsenextrakt.

Ich empfahl ihr anstelle von L-Thyroxin die Einnahme von Metavive in folgender Dosierung: zwei Kapseln Metavive II täglich zum Frühstück und ab der zweiten Woche, bei Bedarf, zusätzlich zu Metavive II eine Kapsel Metavive I und nach einer weiteren Woche, bei Bedarf, zwei Kapseln Metavive I zusätzlich zu Metavive II.

Da sie unsicher war, was sie sich unter »bei Bedarf« vorstellen müsse, erklärte ich ihr, dass sie bei weiter bestehender Erschöpfung nach oben gehen könne, sobald sie sich jedoch unruhiger und zittrig fühle, habe sie die Grenze nach oben überschritten und müsse wieder um eine Kapsel Metavive I zurückgehen. Das sorgt im Gespräch nicht selten für Unsicherheit. Aber, das konnte ich ihr versichern, es habe sich bei inzwischen über zweitausend Patientinnen bewährt und sei, meiner Erfahrung nach, die beste Möglichkeit, um den individuellen Bedarf zu ermitteln. Sie nickte das Prozedere ab und so verabschiedeten wir uns mit Blick auf einen Kontrolltermin nach zwei Monaten.

Ich will an dieser Stelle sagen, dass man sich auch als Therapeut während eines Gespräches so seine ganz menschlichen Gedanken macht, und ich muss zugeben, dass ich mir bei Frau B. insgeheim dachte, sie könnte »so eine« sein, die immer etwas auszusetzen hat – das ist unfair, weil es eine Vorverurteilung ist, aber, na ja, man ist ein Mensch. Doch ich täuschte mich. Und zwar gewaltig – denn als Frau B. nach gut zwei Monaten zu uns in die Praxis kam, war sie, ich kann es nicht anders sagen, außer sich vor Freude und legte wie schon beim ersten Termin sofort los, um von ihren Veränderungen zu berichten. Sie sagte, sie habe wieder mehr Lebensenergie und sei nicht mehr mit angezogener Handbremse unterwegs, habe – nach dem Gassigehen mit ihrem Hund, wie sie einschob – keinen Heißhunger mehr und könne nachts endlich wieder schlafen.

»Das Herzklopfen und dieses nächtliche Kribbeln sind komplett weg.«

Das freute mich und ich fragte, wie viel sie von dem Metavive denn nehme. Sie hob zwei Finger und erklärte, dass sie sich mit zwei großen Kapseln (Metavive II) gut fühle. Sie habe es zwischenzeitlich mit einer kleinen (Metavive I) zusätzlich versucht, da sei sie aber wieder unruhig geworden und habe es reduziert. Zwei Kapseln Metavive II sind etwa so viel wie 100 mcg L-Thyroxin. Ihrer Größe nach müsste das passen, dachte ich. Und als ich nach der Blutabnahme zwei Tage später die Werte vom Labor erhielt, bestätigte sich ihr Gefühl, ja, und auch meine Einschätzung – was mich übrigens immer erleichtert, denn was soll ich mit einer Frau machen, die sich mit ihrer individuellen Dosierung so wohlfühlt wie Frau B., wenn die Blutwerte nicht passen? Aber sie passten: Der TSH lag bei 0,30 (Referenz: 0,27 und 4,2 mU/l), fT4 bei 12,2 pmol/l (Referenz: 12–22 pmol/l) und fT3 bei 4,2 pmol/l (Referenz: 3,1–6,8 pmol/l).

Der Erfolg einer Umstellung lässt sich nicht immer an Blutwerten messen

Es kann aber auch mal anders laufen, nämlich dann, wenn die Blutwerte nicht mit dem individuellen Befinden übereinstimmen. Das bringt mich stets in einen inneren Konflikt, denn was ist das Richtmaß, wonach man sich orientieren sollte – die objektive wissenschaftlich genormte Linie, also die Referenz, oder der klinische Befund in Einklang mit dem Befinden einer Patientin? Als Beispiel habe ich hier Frau Z. ausgesucht, 29 Jahre alt, die sich Anfang 2025 per E-Mail an uns wandte und schrieb, dass sie gern einen Termin hätte, weil sie immer zwischen L-Thyroxin 175 und 100 pendle und »Hashimoto im Raum« stünde.

Als sie im April 2025 zu uns kam, trat eine kräftige junge Frau mit rabenschwarzem Haar in den Raum. Sie war zugewandt, aber gleichsam geknickt. Sie wisse, dass es bei ihr mit dem Gewicht nicht einfach sei, sie habe ein diagnostiziertes Lipödem. Es wundere sie aber schon, dass es keinerlei Unterschied mache, ob sie L-Thyroxin 175 oder 100 nehme.

»Nur vom Gewicht her oder auch vom Befinden?«, fragte ich nach.

»Von allem«, antwortete sie. Egal, ob sie die 100er oder 175er nehme, sie habe Verstopfung und könne, ohne Kaffee getrunken zu haben, nicht aufs Klo gehen, sei vergesslich und allgemein vollkommen lustlos.

Auch hier war an diesem Punkt des Gesprächs für mich eigentlich schon klar, dass für diese verzweifelte junge Frau L-Thyroxin nicht das Richtige sein konnte. Einfach aus dem Grund, weil sie nichts davon hatte. Keinen Zugewinn. Und auch hier stellte sich die Frage, ob man es ab- oder ersetzen sollte.

Eine Antwort fanden wir im Ultraschall und in den Blutwerten. Als ich den Ultraschall heranzog und wir ihre Schilddrüse untersuchten, zeigte diese beiderseits ein von kleinen Zysten durchsetztes Gewebe und zudem entlang der Schilddrüsenkapsel echoarme, das heißt dunkle Areale, was nach einer Entzündung aussah.

Das bestätigte sich auch in den Blutwerten, die wir bestimmten: Der TPO-Wert lag bei 830 (Referenz: < 34 kU/l), war also deutlich erhöht, was für eine aktive Entzündung spricht. Der TSH-Wert lag bei 4,15 (Referenz: 0,27 und 4,2 mU/l), war also grenzwertig hoch, fT4 und fT3 relativ niedrig: fT4 lag bei 17,4 pmol/l (Referenz: 12–22 pmol/l) und fT3 bei 4 pmol/l (Referenz: 3,1–6,8 pmol/l). Angesichts der bestehenden Entzündung wäre auch hier ein Absetzen wohl keine gute Idee gewesen, zwar ist sie oftmals für Überraschungen gut, aber der Schilddrüse von Frau Z. mit Entzündung und zudem zystischem Gewebe konnte ich das nicht zutrauen. Das wäre ein zu hohes Risiko. Ich wollte ja nicht, dass sie ein noch größeres Energiedefizit erleiden müsste. Also stellten wir um und begannen zudem eine antientzündliche Therapie – in der Hoffnung, dass sich ihre

Schilddrüse erholen würde und wir auf lange Sicht die Substitution reduzieren könnten.

Ich empfahl ihr die Einnahme von Selen (200 mcg täglich), von Vitamin D_3 (7000 IE täglich für vier Wochen, dann alle zwei Tage eine Tablette) und zudem die Anwendung einer entzündungshemmenden Creme, die sie täglich zweimal in die Schilddrüse einmassieren sollte (»Schilda 1« plus DMSO, Linden-Apotheke, Ludwigsburg). Zudem sollte sie L-Thyroxin durch Metavive ersetzen, und zwar für den Beginn mit einer Kapsel Metavive II plus einer Kapsel Metavive I und der Option zu steigern, ähnlich wie es Frau B. im vorherigen Beispiel machen sollte. Und das schien auch zu klappen. Denn als sie im Juni 2025 wieder zu uns in die Praxis kam, ging es ihr deutlich besser. Sie berichtete, dass ihr Stoffwechsel besser laufe, sie habe keine Verstopfung mehr und auch an Gewicht verloren – das merke sie an den Hosen, die ihr rutschen würden, denn wiegen würde sie sich nicht mehr. Und weiter, dass sie mehr Antrieb habe und es sich mit dem Metavive im Vergleich zum L-Thyroxin nicht mehr wie eine Fremdsteuerung anfühle, sondern nach ihrer eigenen Energie. Und, das sei ihr auch aufgefallen, ihr Haar sei dicker und würde schneller wachsen.

Das war schon mal gut. Sie fühlte sich mit einer Kapsel Metavive II und einer Kapsel Metavive I offenbar wohl. Sie habe die Dosis, wie sie auf meine Frage angab, auch nicht gesteigert, weil es ihr von Anfang an richtig gut ging und sie eben keinen Bedarf hatte. Das passte. So sollte es sein, eben nach Gefühl. Aber auch hier nahmen wir zur Kontrolle Blut ab und erhielten die Werte gut zwei Tage später. Mit dem Ergebnis, dass der TSH-Spiegel mit 7,69 mU/l erhöht war und fT4 mit 10 pmol zu niedrig lag. Nur der fT3-Spiegel war in der Norm, und zwar mit 5,3 pmol in einem optimalen Bereich. Was also tun?

Der erhöhte TSH-Wert und der niedrige fT4-Spiegel sprachen für eine Unterfunktion, der fT3-Spiegel war im Vergleich zu den Vorbefunden deutlich höher und sprach für eine ausreichende Versorgung. Ich dachte nach. Klinisch zeigte sie keine Anzeichen einer Unterfunktion: Der Stoffwechsel lief, Puls und Blutdruck waren normal. Und da der fT4-Spiegel bei der Einnahme von Schilddrüsenextrakt vom Schwein durch den im Verhältnis zum Menschen etwas höheren fT3-Spiegel häufig im Blut abfällt, fT4 aber selbst keine Wirkung hat, richtete ich meine Bewertung nach dem optimalen fT3-Spiegel und ihrem Wohlbefinden aus. Ich schrieb ihr im Therapieplan, dass die Dosierung so passe, sie es aber bei wieder eintretender Müdigkeit mit einer Kapsel Metavive I mehr versuchen und, das natürlich auch, sie bei Unsicherheit zur Kontrolle vorbeikommen solle.

Inzwischen war sie zum dritten Mal bei uns, hat mittlerweile auf eine Kapsel Metavive II und zwei Kapseln Metavive I erhöht und fühlt sich nach wie vor wohl. Nur das Gewicht sei nicht mehr weiter heruntergegangen.

Nach Resektion besser mit Schilddrüsenextrakt

Frau M. kam als Begleitung ihres Mannes zu uns in die Praxis, aber während meines Gesprächs mit ihrem Mann wurde anscheinend ihr Interesse geweckt und sie fragte, ob es vielleicht auch bei ihr eine Möglichkeit der Verbesserung gäbe.

»Inwiefern?«, fragte ich.

»Na ja«, antwortete sie, sie habe gar keine Schilddrüse mehr und da könne man wahrscheinlich nichts anderes machen, als eben das Thyroxin einzunehmen.

Wie viel sie nehme, fragte ich.

»137,5 Mikrogramm«, gab sie an.

Und wie lange schon?

»Puh«, machte sie und sagte, mit einem etwas ratlosen

Blick zu ihrem Mann, dass sie sicher schon zehn Jahre bei der gleichen Dosierung sei – oder auch länger.

»Das ist lange«, dachte ich, »aber wenn es einem gut geht, spielt das keine Rolle und es passt.« Also fragte ich, wie es ihr gehe.

Sie sagte: »Gut.« Sie war zum Zeitpunkt des Termins 49 Jahre alt und sagte, dass sie im Vergleich zu ihren Freundinnen keine wirklichen Beschwerden habe. Also bis auf die, die man eben kriegt, wenn man älter wird. Sie habe keine 55 Kilo mehr, auch hier und da würden die Gelenke schmerzen und zudem sei sie manchmal erledigt. »Aber alles in allem geht es mir gut.«

Ich verfolge in der Praxis eher die Linie, nichts zu verändern, wenn es einer Patientin gut geht und es keinen triftigen medizinischen Grund gibt, der dagegenspricht. Nach dem Prinzip »Don't touch a running system«. Das sagte ich ihr auch. Denn das sei mit dem Risiko verbunden, dass es ihr am Ende schlechter gehe als zum jetzigen Zeitpunkt.

Das verstand sie auch. Ich bemerkte aber, dass sie damit nicht so ganz zufrieden war. Und das brachte sie auch zum Ausdruck oder, anders gesagt, sie wollte noch nicht lockerlassen. Also fragte sie, ob es denn eine Alternative zu L-Thyroxin gebe.

»Ja«, sagte ich.

»Und was?«

»Organisches Schilddrüsenextrakt.«

Das interessierte sie und ich erläuterte ihr, was sich dahinter verbergen würde, und sagte auch, dass sich die meisten (unserer) Patientinnen, die keine Schilddrüse mehr hätten, damit besser fühlen würden. Das hat sie dann, verständlicherweise, noch mehr interessiert. Mit dem Ergebnis, dass wir ihre Schilddrüse untersuchten und vereinbarten, nichts zu ändern, wenn die Blutwerte keinen Anlass dazu böten.

Im Ultraschall erlebten wir keine Überraschung. Ihre Schilddrüse zeigte unauffälliges Restgewebe. Sie war vor vielen Jahren wegen einer Morbus-Basedow-Erkrankung entfernt worden. Im Blut rechnete ich auch nicht wirklich mit einer Neuigkeit. Aber falsch gedacht. Als ich die Blutwerte bekam, sah ich einen unterdrückten TSH-Spiegel, er lag bei 0,16 mU/l, zudem einen erhöhten fT4-Wert, der sich bei 22,8 pmol/l befand. Nur fT3 war in der Norm, aber in Relation zum hohen fT4-Spiegel verschwindend niedrig. Er lag bei 4,5 pmol/l. Also gab es keine Wahl. Das war vereinbart, zudem war auch rein objektiv das L-Thyroxin zu hoch dosiert.

Deshalb gab ich ihr per Therapieplan die Empfehlung, auf Metavive umzustellen, und zwar wie folgt: Sie sollte mit zwei Kapseln Metavive II starten und bei Bedarf, ähnlich wie im Beispiel von Frau B., sachte mit Metavive I erhöhen. Zudem riet ich ihr, wegen sehr deutlichen Mangels, dringend zur Einnahme von Vitamin D_3.

Als sie im Juli 2025 zur Kontrolle kam, sagte sie, dass sie nicht mit einer solchen Veränderung durch die Umstellung gerechnet habe.

»Zum Guten oder Schlechten?«, fragte ich.

»Ganz klar zum Guten«, sagte sie. Sie habe, vielleicht nun auch besonders aufmerksam beobachtend, festgestellt, dass ihr Haar kräftiger sei, die Nägel weniger splitterten, und sie habe allgemein das Gefühl, dass der Alltag runder laufen würde. Sie habe mehr Energie.

Die Blutwerte bestätigten das oder, sagen wir, sie gaben ein für die Einnahme von Schilddrüsenextrakt typisches Bild ab: Der TSH-Spiegel war bei 0,57 mU/l, der fT4-Spiegel mit 12 pmol/l gerade noch innerhalb der Referenz und der für mich entscheidende fT3-Wert lag bei 5,1 pmol/l. Das passte und wir vereinbarten einen Kontrolltermin in einem Jahr.

Der fT3-Spiegel macht den Unterschied

Frau V. kam im Februar 2024 zu uns in die Praxis. Meinen ersten Eindruck von ihr, einer 39-jährigen Sporttrainerin, gewann ich aber schon im Vorfeld: Sie hatte uns chronologisch sortierte Befunde mit allen relevanten Blutwerten per E-Mail zugesandt und im Schreiben auch klar ihren Wunsch geäußert, nämlich: Sie sei mit der Einnahme von L-Thyroxin nicht zufrieden und suche einen anderen Weg, weil sie mit ihren Ärzten, wie sie schrieb, nicht weiterkomme.

Als sie eintrat, bestätigte sich der erste Eindruck. Sie war ausgesprochen freundlich, sportlich gekleidet und wirkte wie eine Frau, die weiß, was sie will, und dafür auch alle Möglichkeiten ausschöpft – sie trug zum Beispiel so eine Uhr, die Schritte zählt, den Puls misst und noch vieles mehr. Als ich sie fragte, was der Anlass ihres Besuchs sei, ging es direkt zur Sache. Sie sagte, sie möchte kein L-Thyroxin mehr nehmen. Sie habe sich damit schon lange beschäftigt und festgestellt, dass es sie unruhig mache. Denn wenn sie Thyroxin weglasse, gehe es ihr besser, sie würde weniger schwitzen, klarer im Kopf sein und auch mehr Energie haben, als wenn sie es nehme. Außerdem tue ihr mit Thyroxin alles weh, Gelenke und Muskeln. Ich fragte, wie lange sie es weggelassen habe? Sicher ein halbes Jahr. Und dann? Dann habe sie sich immer müder gefühlt und auch zugenommen. Sie fasste sich dabei an den Bauch und fügte an: »Und Zunehmen geht gar nicht!«

Da sie auch erwähnte, dass nach dem halben Jahr »Absetzen« die Blutwerte hochgingen, was ich in den von ihr zugesandten Unterlagen nachvollziehen konnte, wussten wir, dass es bei ihr mit dem Absetzen nicht funktionieren würde – jedenfalls erst mal nicht. Das lag vor allem an der Entzündung ihrer Schilddrüse. Sie hatte eine Hashimoto-Thyreoiditis, was wir auch im Ultraschall sahen und zudem durch positive TPO-Antikörper bestätigt war. Im Blut sahen wir zudem ein inzwischen bekanntes Bild: Der TSH-Spiegel war unauffällig, der fT4-Wert mit 14,9 ng/l (Referenz: 9,5–15,7 ng/l) relativ hoch, der fT3-Spiegel mit 2,86 ng/l (Referenz: 2–4 ng/l) relativ niedrig.

Also stellten wir um und begannen zudem eine antientzündliche Therapie. Da sie L-Thyroxin 75 eingenommen hatte, sollte sie mit einer Kapsel Metavive II beginnen und – wie oben erklärt – bei Bedarf im Wochentakt um eine beziehungsweise zwei Kapseln Metavive I erhöhen. Zudem bekam sie die antientzündliche Creme »Schilda 1« plus DMSO (Linden-Apotheke, Ludwigsburg) und Selen sowie Vitamin D_3.

Als sie Ende April 2024 zur Kontrolle kam, war sie zufrieden. Sie nahm zu dem Zeitpunkt eine Kapsel Metavive II und zwei Kapseln Metavive I und fühlte sich damit wohl. Sie berichtete von mehr Energie und weniger Unruhe und nannte es eine andere Energie, die sie verspüre. Sie sagte, es fühle sich so an, als sei die Energie nicht mehr von außen, sondern von innen. »Wie früher, wie die eigene Energie.«

Dieses Wohlbefinden bestätigt sich auch in den Blutwerten, sie waren – aus meinem Blickwinkel – optimal: Der TSH-Spiegel lag bei 1,43 mU/l, fT4 bei 15,4 pmol/l und fT3 richtig schön im oberen Drittel bei 6,2 pmol/l. Wir vereinbarten ein Beibehalten der Therapie, vor allem der antientzündlichen. Und – das noch der Vollständigkeit halber – inzwischen stellt sich ihre Schilddrüse kaum mehr entzündet dar und wir haben begonnen, Metavive zu reduzieren. Auch hier mit dem Ziel, die Substituierung möglichst niedrig zu halten und, sofern es Befinden und Blutwerte zulassen, Metavive beim nächsten Termin auszuschleichen (nach gleicher Strategie wie beim Thyroxin: bei ausgeglichenem Eisen- und Jodspiegel Reduzierung im Sechswochentakt, dann Kontrolle nach Befinden und im Blut).

Vier Frauen, bei denen das Absetzen oder Ersetzen nicht die Hoffnung erfüllte – oder nicht direkt

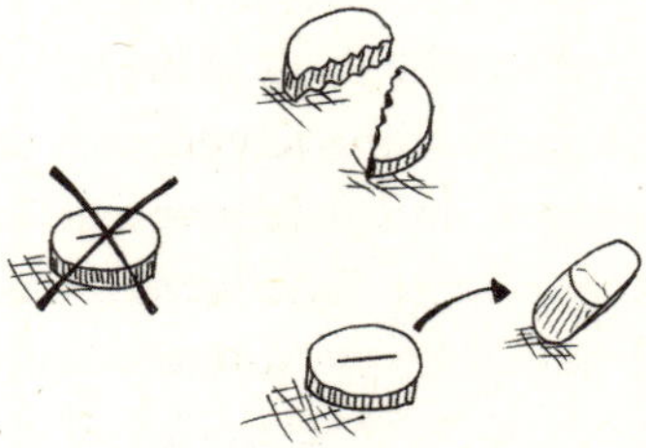

Es liegt nicht an der Schilddrüse

Das Schwierige für mich in der Praxis – und im Rahmen dieses Buchs auch für Sie – ist es häufig, sich überlagernde Beschwerden dem richtigen Ursprungsorgan zuordnen zu können. Hormonelle Beschwerden sind, wie wir wissen, oft allgemeine Beschwerden und verraten im Gegensatz zum Beispiel zu orthopädischen Verletzungen, etwa einem gebrochenen Fuß, nicht so leicht ihre Herkunft. Erschöpfung kann, muss aber nicht eine hormonelle Ursache haben. Ähnlich die Gewichtszunahme. Sie kann von der Schilddrüse kommen, hat aber möglicherweise einen anderen Grund.

In solchen Fällen ist es besonders wichtig, alle möglichen Hinweise mit in die Diagnose aufzunehmen – das heißt, neben Beschwerden, Blutwerten und der Körpertemperatur den Blick auch um die aktuellen Lebensumstände zu weiten. Gibt es eine außergewöhnliche Belastungssituation, die mit dem Beginn der Beschwerden einhergeht? Eine hohe und dauerhafte Stresslage zwischen Job und Familie? Partnerschaftliche Konflikte? Finanzielle Sorgen? Eine seelische Krise? Das sachlich aufzunehmen, auch bei sich, kann nicht nur helfen, sondern ist meiner Erfahrung nach essenziell, um eine Therapie zu finden, die nicht am Ursprung der Beschwerden vorbeischießt.

Solch einen Fall hatte ich zum Beispiel im Juni 2025. An diesem Tag kam eine schlanke, ja, hagere Frau K. zu uns in die Praxis. Sie nahm Platz mit aufrechter und ein wenig distanzierter Haltung und berichtete von Erschöpfung, Unruhe, Schlafstörungen und zudem von einer »kurzen Zündschnur«, wie sie es nannte. Und weiter, dass sie L-Thyroxin 75 nehme und vermute, es könne davon kommen. Das dachte ich zunächst auch. Erschöpfung, Unruhe und Schlafstörungen könnten wieder so ein typischer Fall von hohem fT4- und niedrigem fT3-Spiegel sein. Das mit der Gereiztheit passt da aber nicht so ganz hinein. Daher fragte ich nach dem Ursprung der Beschwerden. Die seien im letzten Jahr aufgetreten, sagte sie, und weiter, dass sie, als Lehrerin, im vergangenen Jahr die Schule wechseln musste – wegen Mobbing.

Das war ein entscheidender Hinweis. Oder sagen wir es so: Ich dachte nach dieser Aussage sofort an die Nebenniere, weniger an die Schilddrüse. Um das zu präzisieren, stellte ich weitere Fragen, etwa nach der Erschöpfung. Wie die auftrete, fragte ich. Die komme und gehe, sagte sie, es seien eher Einbrüche, also Zustände von totaler Erschöpfung, die aber wieder vergehen würden. Zudem sagte sie in dem Zusammenhang, dass sie häufiger krank sei. Und die Gereiztheit? Die falle ihr vor allem mit ihren Kindern auf, die sie in letzter Zeit zur Weißglut brächten, ja, und das tue ihr leid, weil sie eigentlich gar nicht so sei.

Da die Erschöpfung der Schilddrüsenunterfunktion eher flächig verläuft, also immer da ist, und sie zudem von Stressintoleranz und Infektanfälligkeit sprach, deutete das, auch im Kontext mit der Mobbing-Erfahrung, klar auf die Nebenniere und das Nervensystem hin. Nicht auf die Schilddrüse.

Das war übrigens auch ihrem Anamnesebogen zu entnehmen: Ihre Körpertemperatur legte über den Tag verteilt einen regelrechten Zickzackkurs zurück. Sie hatte zwar eine entzündete Schilddrüse, auch einen relativ hohen fT4-Spiegel, aber in der Gesamtsicht erschien es mir sinnvoller oder ihr zuträglicher, den Fokus erst einmal auf die Nebenniere zu legen.

Also beließen wir L-Thyroxin so, wie es war, und machten zur Abklärung der Nebenniere einen Speicheltest. Und der hatte eine deutliche Aussage: Der Progesteronspiegel war trotz der zyklusgenauen Tests ganz tief unten und der DHEA-Spiegel schoss weit über den oberen Referenzwert hinaus. (Das Prohormon Dehydroepiandrosteron [DHEA] ist ein Steroidhormon und wird in der Leber zu Testosteron verstoffwechselt. Es wird in der Nebenniere gebildet. Bei Frauen findet die Synthese zu 30 Prozent in den Ovarien statt.) Cortisol selbst bestimmte ich nicht, da der Wert tagesabhängig ist. Da jedoch ein hoher Cortisolspiegel einen niedrigen Progesteronwert bedingt und ein erhöhter DHEA-Wert als Gegenspieler für einen zu niedrigen Cortisolwert spricht, genügten diese Werte in Einklang mit der aussagekräftigen Anamnese vollkommen aus.

Also die Nebenniere! Wir beließen das Thyroxin bei 75 mcg täglich und ich empfahl ihr zur Regulation der Nebenniere, eine Injektionstherapie nach Prof. Dr. med. Franz Gerl durchzuführen, eine alte Regulationstherapie mit Aminosäuren und Mineralien, die auf natürliche Weise das Nervensystem hemmt und so die Nebenniere in der Regeneration unterstützen kann – unterstützen? Ja. Denn die Nebenniere kann meiner Erfahrung nach immer nur in ihrer Kraft, sich von selbst zu erholen, unterstützt werden. Es gibt meiner Kenntnis nach keine Medikamente, die sie auf Knopfdruck wieder anwerfen oder »ganz wie die alte« machen.

Daher ist das wichtigste Gebot bei der Behandlung von gestressten oder erschöpften Nebennieren auch das Meiden von den (ursächlich verantwortlichen) Stressquellen und zudem Geduld. Das gab ich auch Frau K. mit auf den Weg.

Als sie im September 2025 zur Kontrolle in die Praxis kam, hatte sich einiges geändert. Sie hatte – und das halte ich in diesem Fall für das Entscheidende – eine Therapie begonnen, um ihre Mobbing-Erfahrungen aufzuarbeiten. Ihr ging es besser, sie konnte wieder schlafen und sie verspürte auch keine Unruhe mehr. Die Erschöpfung bestand weiter, aber wie sie auch von sich aus sagte, glaube sie, die volle Regeneration würde noch eine Weile dauern und sie wolle erst einmal nichts ändern. Das war vernünftig und wir vereinbarten, dass sie sich bei Bedarf wieder melden würde. Bisher hat sie das noch nicht getan. Also gehe ich davon aus, dass es ihr gut geht – auch mit der täglichen Einnahme von L-Thyroxin 75.

Schöne Schilddrüse, läuft aber nicht

Wenn man jahrelang Schilddrüsen auf dem Monitor des Ultraschallgeräts sieht, die entweder entzündet, vernarbt oder voll von Knoten sind, dann freut man sich, wenn mal eine dabei ist, die so richtig schön aussieht – eine Schilddrüsenkapsel, die sich gestochen scharf vom umliegenden Gewebe und von der dunklen Muskulatur absetzt, helles, ganz fein marmoriertes Schilddrüsengewebe und ein schlanker Isthmus, der sich halbmondförmig um die Luftröhre legt.

Das ist ein schönes Bild – aber nicht nur das. Es legt auch nahe, dass wir es mit einer Schilddrüse zu tun haben, die stark ist und arbeiten kann. Und das heißt: Wenn ich bei einer Untersuchung solch eine Schilddrüse zu Gesicht bekomme und weiß, dass ihre Besitzerin eine Unterfunktion hat und L-Thyroxin nimmt, bin ich gedanklich direkt beim Thema »Absetzen«. Denn wie wir inzwischen wissen, führt die einmalige Einnahme von L-Thyroxin nach dem Stand der heutigen Diagnostik in den meisten Fällen zu einer lebenslangen Einnahme von L-Thyroxin, obgleich wir es mit einer gesunden Schilddrüse zu tun haben können – aber sie erhält eben keine Impulse mehr von der Hypophyse. Also führt das, jedenfalls bei uns in der Praxis, bei gleichzeitigem Ausschluss von Eisen-, Selen- und Jodmangel in der Regel zur Empfehlung, L-Thyroxin auszuschleichen. Und das in den meisten Fällen auch mit Erfolg. Aber halt leider auch nicht immer.

So zum Beispiel bei diesem Fall. Die achtzehnjährige Frau M. war mit ihrer Mutter zu uns in die Praxis gekommen. Der Anlass war eine Bewerbung der jungen Frau für den polizeilichen Staatsdienst. Dieser wiederum sei verbunden mit einer Gesundheitsprüfung, die nur bestehen könne, wer keine chronischen Erkrankungen habe, und dazu könnte auch, wie sie mir erklärte, eine Hypothyreose gehören. Zwar sei das selten ein Kriterium, sie wolle aber auf Nummer sicher gehen. Und da sie auch nicht weiß, warum sie überhaupt L-Thyroxin nehme, sei sie gekommen, um das prüfen zu lassen.

Hier ergänzte die Mutter, dass ihre Tochter seit dem vierzehnten Lebensjahr L-Thyroxin einnehmen müsse, und zwar inzwischen mit einer Dosierung von 100 mcg. Ich dachte hier gleich, dass die Ursache für die damalige Hypothyreose ein Eisenmangel oder die hormonelle Umstellung im Rahmen der Pubertät gewesen sein könnte. Und fand, als wir zur Untersuchung übergingen und ich im Ultraschall so eine schöne gesunde Schilddrüse wie oben beschrieben sah, Bestätigung – alles schien mir hier dafür zu sprechen, dass die Schilddrüse durch die Einnahme von Thyroxin stillgelegt war und es ein leichtes Spiel werden würde, es abzusetzen.

Aber ich lag falsch. Als Frau M. im November 24 zur Kontrolle in die Praxis kam, ging es ihr zwar gut, die Blutwerte zeigten aber ein anderes Bild: Der TSH-Wert war mit 4,78 mU/l leicht erhöht, fT4 mit 12 pmol/l am untersten Limit der Referenz und fT3 lag mit 4,83 pmol/l zwar noch in der Referenz, war aber im Vergleich zum Vorwert (6,35 pmol/l) unter L-Thyroxin 100 gefallen. Und gerade Letzteres, der gesunkene fT3-Wert, zeigte, dass es die Schilddrüse nicht allein schaffen würde und, wenn nicht direkt gegengesteuert würde, sich eine manifeste und bedrohliche Unterfunktion einstellen würde.

Warum die Schilddrüse von Frau M. nicht arbeiten wollte, vermag ich nicht zu sagen. Wir gingen bei diesem zweiten Termin nochmals in die Tiefe, aber einen Grund für ihre Hypothyreose konnten wir nicht finden – sie hatte keinen Eisen-, Jod- und Selenmangel, auch kein Zuwenig an Progesteron und übermäßig im Stress schien sie auch nicht zu sein. Ich war ratlos. Und am Ende empfahl ich ihr wieder die Einnahme von L-Thyroxin. (Ob sie sich nun beworben hat oder nicht, ist mir nicht bekannt.)

Trotz Absetzen wird der Schlaf nicht besser

Es gibt Fälle, da kann man alle Hinweise, die zur Einschätzung einer Beschwerdelage dienlich sind, versammeln, gründlichst untersuchen und man hat sich am Ende doch geirrt oder, sagen wir, man hat es nicht geschafft, bis zum Kern der Ursache vorzudringen. Es kommt vielleicht zu einer partiellen oder kurzfristigen Verbesserung, aber dann, zum Beispiel durch eine plötzliche Veränderung, etwas Unvorhergesehenes, stellen sich überwunden geglaubte Beschwerden wieder ein. Das geschieht natürlich und ist angesichts der Komplexität unseres Organismus und der Interaktion, in die er täglich mit einer ebenfalls komplexen Außenwelt tritt, auch logisch. Tja, so gibt es halt Patientinnen, die trotz Absetzen oder Ersetzen von L-Thyroxin keine nachhaltige Besserung ihrer Beschwerden erfahren – oder eben nur teilweise beziehungsweise über begrenzte Zeiträume.

So war es zum Beispiel bei der 51-jährigen Frau N., die im April 2023 das erste Mal zu uns in die Praxis kam. Die lebendige, vom Typ her unruhige und quirlige Frau berichtete, dass sie seit ihrer zweiten Schwangerschaft Hashimoto habe und täglich L-Thyroxin 75 einnehme. Sie habe es lange auch gut vertragen beziehungsweise keine Beschwerden gehabt, seit fünf Jahren leide sie jedoch an Schlafstörungen, einer Halsenge, so als würde sich eine Hand um den Hals legen, und zudem an zunehmender Erschöpfung.

Ich dachte hier, na klar, auch wegen ihres Alters, an einen möglichen Progesteronmangel, der ja bekanntlich für Schlafstörungen sorgen kann. Als ich das ansprach, winkte sie aber gleich ab. Alles schon probiert, sagte sie. Und was? Sie antwortete, dass sie von ihrer Frauenärztin ein bioidentisches Progesteron erhalten habe, aber nach zwei oder drei Kapseln seien ihr die Brüste dermaßen angeschwollen, dass sie glaubte, sie würden platzen. Und dann habe sie es auch mit einer Progesteroncreme probiert, die sie noch immer nehme, aber sie könne keine Verbesserung feststellen. Okay, dachte ich, das wäre dann ja wohl keine Option mehr. Aber was sonst?

Als ich ihre unauffälligen Blutwerte sah und wir zum Ultraschall übergingen, schöpfte ich wieder Hoffnung. Denn sie hatte weder positive TPO-Antikörper noch eine entzündete oder vernarbte Schilddrüse. Sie hatte keine Hashimoto-Thyreoiditis und wohl auch nie eine gehabt.

»Was?«, fragte sie auf diese Information hin. »Das kann

doch nicht sein. Seit fünfzehn Jahren heißt es, ich habe eine Hashimoto …«

Ich erklärte ihr, dass es womöglich eine postnatale Thyreoiditis gewesen sein könnte, eine Entzündung der Schilddrüse, die sich nach der Entbindung einstellt, sich aber häufig wieder selbst zurückbilden würde.

»Aha. Und jetzt?«

Ich erklärte ihr, dass es eigentlich keinen Anlass gebe, diese gesunde Schilddrüse zu unterstützen, und weiter, ich sei mir sicher, dass sie allein genügend Schilddrüsenhormone produzieren könnte.

»Und das heißt?«

»Wir schleichen L-Thyroxin aus!«

Ihre Reaktion hierauf lässt sich wohl am besten mit großen Augen des Erstaunens beschreiben und ich merkte, auch an ihren Rückfragen, die darauf abzielten, aus dieser Nummer noch einmal rauszukommen, dass sie ängstlicher sein müsse, als ich anfangs dachte. Schlussendlich, mit einer großen Portion an Zuspruch, einigten wir uns aber auf das Ausschleichen von L-Thyroxin.

Als sie zwei Monate später zur Kontrolle in der Praxis erschien, war das Ergebnis unseres Versuchs nicht eindeutig. Sie sagte, und das mache sie sehr froh, dass sie viel besser schlafe als mit L-Thyroxin. Und auch das Kloßgefühl sei weg. Aber, fügte sie dann nach kurzer Pause an, ihre Haut sei miserabel und auch ihr Haar. Es sei »struppig ohne Ende«. Ich sagte, dass sie noch etwas Geduld haben solle, es dauere, bis sich ein Körper nach gut fünfzehnjähriger L-Thyroxin-Einnahme wieder vollständig einpendle.

Ich gebe zu, dass ich mit dieser Antwort etwas auf Zeit spielte. Ich wusste nicht, woher die schlechte Haut kommen könnte. Die Blutwerte gaben mir recht, sie waren unauffällig, auch ohne L-Thyroxin: TSH lag bei 3,15 mU/l, fT4 bei

14,1 pmol/l und fT3 bei 4,1 pmol/l. (Das erleichterte mich auch zudem, weil sie Vegetarierin ist und ich mit ihr, das respektiere ich vollkommen, keine Umstellung auf Metavive durchführen konnte.) Da sich bei dieser Blutabnahme ein Vitamin-D_3-Mangel herausstellte, war die Ergänzung von D_3 das Einzige, was wir ihrem Therapieplan hinzufügten.

Drei Monate später ergab sich ein neues Bild. Sie berichtete, dass ihr Schlaf wieder genauso elend sei, wie er vor unserem Therapiebeginn war, zudem habe sie wieder eine Halsenge. Und da sie erwähnte, dass sich die Halsenge eingestellt habe, als sie einer Person begegnet sei, der sie nicht begegnen wolle, vermutete ich, dass auch hier das Nervensystem, um nicht zu sagen die Psyche, eine größere Rolle spielen könnte. Also vereinbarte ich mit ihr eine, oben bereits erwähnte Injektionstherapie mit Mineralien und Aminosäuren, um ihr Nervensystem zu beruhigen und ihre Nebenniere zu entlasten. Das brachte auch Besserung. Aber, das können Sie sich jetzt denken, nicht langfristig. Denn als sie drei Monate später in der Praxis erschien, hatte sie dieselben Beschwerden wie vordem.

Und so ging das auch noch ein wenig weiter, aber zu einer richtigen Veränderung ihrer Beschwerdelage kam es nicht. Zwar nimmt sie seither kein L-Thyroxin mehr, aber wirklich helfen konnte ich ihr leider auch nicht.

Besserung erst mit sehr hoher Dosierung

Meine nächste Patientin, Frau V. im Alter von 42 Jahren, schrieb mir im Vorfeld unseres Termins mehrere E-Mails, um sich zu versichern, ob ihr der Termin etwas bringen würde, weil sie nach zehn Jahren von Arzt zu Arzt die Hoffnung verloren habe und zudem zu einem Termin eine mehrstündige Reise bewältigen müsste.

»Was soll man da schreiben?«, dachte ich, denn aus der Ferne kann ich nur schwer beurteilen, ob sich ein Termin lohnt oder nicht. Ich antwortete, wir könnten es versuchen, mehr könne ich nicht versprechen. Am Ende entschied sie sich zu kommen.

Als sie ins Behandlungszimmer trat, begegnete mir eine Frau in leicht punkigem Stil mit einem dezenten Piercing und einigen Tattoos. Ich muss zugeben, dass mich das überraschte, hinter den E-Mails hatte ich mir einen ganz anderen »Typ« Frau vorgestellt. Aber das ist ja einerlei.

Wir nahmen Platz und sie berichtete von ihrer Hashimoto-Thyreoiditis und dem langen Weg, den sie schon hinter sich habe. Sie berichtete, dass sie aktuell L-Thyroxin 125 einnehme, aber auch schon Thybon und Novothyral versucht habe. Und egal, was sie nehme, sie sei immerzu erschöpft, schlafe schlecht und fühle sich gehetzt, ja, und so, als würde ihr Körper stets »vibrieren«. Zudem leide sie seit der Einnahme von Schilddrüsenmedikamenten an einer heftigen und immer wiederkehrenden Urtikaria (Nesselsucht).

Bei den erwähnten Beschwerden und einer hohen Dosierung von L-Thyroxin 125 war ich zuversichtlich, dass wir einen Weg finden könnten. Die Urtikaria im Zusammenhang mit der Einnahme von L-Thyroxin war mir neu, aber ich hatte durchaus schon öfter eine Besserung von Hautbeschwerden, von bloßer Rötung über Neurodermitis bis hin zu Lichen, bei einer Umstellung oder dem Weglassen von L-Thyroxin beobachten können. Also war ich erst mal zuversichtlich, dass wir ihr helfen könnten.

Das bekräftigten auch die Blutwerte, die sie bei sich hatte: Der fT4-Spiegel war mit 1,6 ng/dl (0,9–1,7 ng/dl) grenzwertig hoch, der fT3-Wert, Sie können es erraten, mit 2,3 mg/dl (1,9–5,1 ng/dl) sehr niedrig. Das hieß, dass L-Thyroxin mit Sicherheit für sie nicht das Richtige war, das deutete ja schon das Beschwerdebild an. Da in ihren Unterlagen auch ein leicht erhöhter TPO-Wert zu finden war und sich zudem im Ultraschall eine Schilddrüse zeigte, die wohl nach langjähriger Entzündung nur mehr aus Restgewebe bestand, war ein Absetzen vom Tisch und wir vereinbarten die Umstellung auf Metavive.

Als sie im August 2024 zur Kontrolle in die Praxis kam, nahm sie drei Kapseln Metavive II täglich, aber es hatte sich kaum etwas verändert – bis auf die Urtikaria, wie sie berichtete, die habe sie seither nicht mehr gehabt. Das war schon mal nicht schlecht, allerdings war sie weiterhin sehr erschöpft und hatte auch zugenommen. Ihr Stoffwechsel sei tot, sagte sie. Da gehe gar nichts mehr.

»Verstopfung?«, fragte ich.

Sie nickte und berichtete, dass ohne die Einnahme von hochdosiertem Magnesium, das führt ab, gar nicht daran zu denken sei, aufs Klo zu gehen. Das klang trotz der hohen Dosierung von Metavive nach weiterhin hypothyreoten Beschwerden. Das konnte ich mir zwar nicht vorstellen, auch weil Frau V. zierlich war und, wenn überhaupt, nur 60 Kilo auf die Waage brachte. Aber die Blutwerte deuteten das an, sie lagen in der Norm, waren jedoch relativ niedrig: fT4 brachte es auf 0,97 pg/ml (Referenz: 0,9–2 pg/ml) und fT3 auf 2,3 pg/ml (Referenz: 2–4 pg/ml).

Ich konnte mir nicht vorstellen, dass es durch eine weitere Erhöhung von Metavive zu einer Besserung kommen würde. Aber da die Blutwerte relativ niedrig waren, sie ja noch immer eher hypothyreote Beschwerden aufwies, entschieden wir uns gemeinsam für eine weitere Erhöhung von Metavive. Sie solle es versuchen, sagte ich ihr. Sie können mal eine Kapsel Metavive II mehr nehmen und sehen, was passiere. Wenn es besser sei, in Ordnung, dann könne sie auch eine weitere versuchen, wenn sie jedoch Unruhe verspüre, müsse sie wieder runtergehen. Das nickte sie ab und wir verabschiedeten uns.

Als sie drei Monate später, im Herbst 2024, wieder in die Praxis kam, staunte ich nicht schlecht: erstens, weil es ihr blendend ging. Sie sagte, sie fühle sich wie neugeboren und habe überhaupt keine Beschwerden mehr. Und zweitens, weil sie berichtete, dass sie inzwischen bei fünf Kapseln Metavive II täglich sei. Das freute mich, ich konnte es mir aber nicht erklären. Fünf Kapseln Metavive II sind umgerechnet 250 mcg L-Thyroxin, also eine Dosierung, die für zwei bis drei Frauen von der Größe von Frau V. reichen würde. Aber einen Anlass, hier eine Veränderung vorzunehmen, gab es nicht. Denn es ging ihr nicht nur gut, sondern die Blutwerte waren in der Norm, ja, und auch so, wie sie sein sollen: fT4 lag bei 1,01 pg/ml (Referenz: 0,9–2 pg/ml) und fT3 auf guten 3,92 pg/ml (Referenz: 2–4 pg/ml).

Und wie geht es jetzt weiter?

Drei wesentliche Fragen zum Ausklang

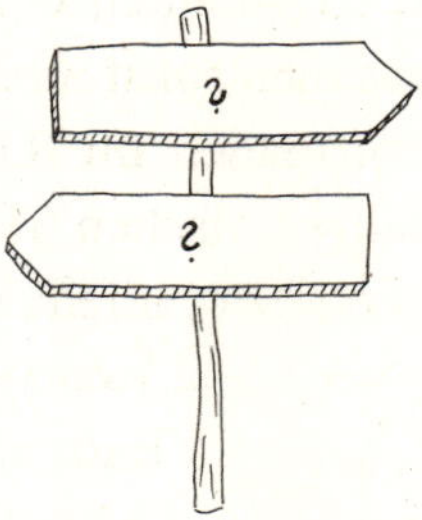

Ein Termin in unserer Praxis geht dann zu Ende, wenn wir uns gründlich über die Hintergründe einer Erkrankung unterhalten haben, wenn wir sie diagnostisch greifen können, also wissen, wo die Ursache der Erkrankung liegt, und wenn wir aus diesen Erkenntnissen gemeinsam einen vernünftigen Therapieplan aufstellen können. Und das ist dann auch der Moment, in dem wir schon aufstehen wollen, um uns die Hände zum Abschied zu reichen.

An dem Punkt sind wir in diesem Buch jetzt auch angelangt, wir sind so gut wie am Ende. Aber sind wir das wirklich? Sind wir mit allen Infos vertraut? Sind wir uns sicher, direkt morgen L-Thyroxin reduzieren zu können? Vielleicht ja, vielleicht nein. Ich habe in der Praxis die Erfahrung gemacht, dass gerade am Ende eines Termins, wenn wir schon im Türrahmen stehen und die Hände zum Abschied heben, einer Patientin, wohl weil sie realisiert, dass nun eine große Veränderung auf sie zukommt, manchmal plötzlich doch noch zahlreiche Fragen in den Kopf schießen. Das merke ich an ihrem Zögern, das Behandlungszimmer zu verlassen, manchmal an Stirnfalten oder auch an Augen, die mich etwas orientierungslos anblicken. Wenn ich mich dann erkundige, ob es noch eine Unklarheit gibt, treffe ich – wie soll ich sagen? – zumeist auf einen sehr fruchtbaren Boden, denn mir kommen im Handumdrehen unterschiedlichste Fragen entgegen, die sich im Allgemeinen darum drehen, wie es jetzt weitergeht oder was man sonst noch tun könne.

Und da wir bekanntermaßen im Rahmen dieses Buchs unschwer in einen Dialog zwischen Tür und Angel treten können, um Ihre Fragen direkt aufzunehmen, habe ich Ihnen hier zum Schluss noch mal drei wichtige Themen zusammengestellt, die mir kurz vor Ende einer Therapiesitzung oft begegnen, auch wenn sie im Verlauf der Sprechstunde schon angesprochen wurden.

Wann ist eine Kontrolle sinnvoll, wenn ich L-Thyroxin ab- oder ersetze?

Da L-Thyroxin sechs bis acht Wochen im Körper gespeichert werden kann, ergibt eine Kontrolle im Blut frühestens nach sechs Wochen Sinn. Entscheidender für die Wahl einer Kontrolle erscheint mir aber Ihr Befinden zu sein. Sollten Sie nach dem Absetzen von Thyroxin zunehmend müder, schwerer und träger werden, ist das Zeichen einer entstehenden Hypothyreose und eine zeitnahe Kontrolle im Blut (TSH, fT3, fT4) ist sinnvoll.

Bei den Blutwerten ist dabei darauf zu achten, dass der TSH-Spiegel nach Absetzen von L-Thyroxin physiologisch ansteigen soll. Klar, er muss die Schilddrüse ja zur stärkeren Produktion anregen. Das heißt, der TSH-Spiegel darf in den ersten Wochen und Monaten nach Absetzen von Thyroxin höher liegen, sehen Sie daher besonders auf fT3. Solange fT3 stabil in der Referenz liegt oder, besser noch, nach Absetzen von Thyroxin höher liegt als unter L-Thyroxin, ist das ein gutes Zeichen.

Wie spüre ich, dass ich beim Absetzen von Thyroxin in eine Unterfunktion rutsche?

Weil vielen Patientinnen die Worte von Ärzten in den Ohren klingen, die da sagten, dass L-Thyroxin niemals abgesetzt werden dürfe, weil man dann stürbe, sei zunächst an dieser Stelle nochmals gesagt: Wenn Sie L-Thyroxin mit Bedacht und nach oben erwähnter Methode absetzen, werden Sie nicht von heute auf morgen »aus den Latschen kippen«. Denn hypothyreote Beschwerden kommen langsam. Sie schleichen sich gewissermaßen an und führen – nach Absetzen von Thyroxin – in der Regel frühestens nach sieben bis zehn Tagen zu hypothyreoten Beschwerden: zu Müdigkeit, Trägheit, Verstopfung und/oder Gewichtszunahme.

Viele unserer Patientinnen haben als Erstmerkmal einer einsetzenden Hypothyreose nach Absetzen von Thyroxin Hirnnebel und Konzentrationsstörungen angegeben. Wenn Sie nach unserer Anleitung vorgegangen sind, muss das aber nicht sein, im Gegenteil, es kann durch das Absetzen auch zu mehr Energie, flotterem Stoffwechsel und Gewichtsabnahme kommen. Eben dann, wenn Sie eine gesunde Schilddrüse haben, die durch die unnötige Einnahme von L-Thyroxin ausgebremst wurde.

Und kann ich was mit der Ernährung machen? Muss ich auf etwas verzichten?

Zur Ernährung bei Schilddrüsenerkrankungen habe ich viel in meinem Buch *Die Schilddrüsenformel* geschrieben. Wenn Sie Näheres über die Ernährung und weitere natürliche Behandlungsstrategien speziell für Frauen erfahren möchten, kann ich Ihnen diese Lektüre empfehlen. In Kürze lässt sich aber sagen, dass die Ernährung allgemein eine herausragende, wenn nicht *die* Rolle beim Erreichen und bei der Bewahrung unserer Gesundheit spielt. Und hier kann man sich kurz und knapp an diesem Leitspruch orientieren, der die allgemein bekannten Regeln für gesunde Ernährung ausdrückt: »Viel echt, wenig verarbeitet, bunt, pflanzenbasiert, mit Genuss und Maß.« Oder ausführlicher:

- **Bevorzugen Sie Pflanzliches.** Das senkt das Risiko für Herz-Kreislauf-Erkrankungen, Krebs, Diabetes und Übergewicht.
- **Wählen Sie Vollkorn statt Weißmehl.** Das verringert das Risiko für Typ-2-Diabetes, Herzkrankheiten und Übergewicht.
- **Verwenden Sie gesunde Fette.** Diese Fette, vor allem Omega-3-Fettsäuren, fördern Herz- und Gehirngesundheit.
- **Führen Sie sich ausreichend Eiweiß zu, vor allem pflanzliches.** Das erhält die Muskeln, stabilisiert den Blutzuckerwert und sättigt gut.
- **Reduzieren Sie den Zuckerkonsum und stark verarbeitete Lebensmittel.** Das senkt die Entzündungswerte, stabilisiert das Gewicht und die Energie.
- **Trinken Sie viel gutes Wasser und essen Sie achtsam.**

Wer sich an diese Empfehlungen hält, macht nichts falsch – auch nicht für die Schilddrüse. Eine Ernährung, die spezifisch auf die Schilddrüse zugeschnitten ist und zum Beispiel eine Hashimoto-Thyreoiditis zu heilen vermag oder auch eine Unterfunktion der Schilddrüse verbessert, ist mir nicht bekannt – jedenfalls keine, die laut Studien und auch meiner eigenen Erfahrung nach Wirkung zeigt. Natürlich kann ein Glutenverzicht zur allgemeinen Verbesserung des Wohlbefindens beitragen, vor allem bei Patientinnen, die einen empfindlichen Magen und Darm haben, aber eine Entzündung der Schilddrüse wird hierdurch nicht verschwinden. Oder der Verzehr von Kohl- und Sojagerichten bei einer bestehenden Unterfunktion der Schilddrüse: Im Netz und auch laut vermeintlichem Therapeuten heißt es, dass bei einer Hypothyreose darauf verzichtet werden sollte. Das stimmt auch. Aber nur im Labor. Denn die goitrogene (kropfbildende) Wirkung von Kohl auf die Schilddrüse wurde an Hasen getestet, die ausschließlich rohen Kohl zu fressen bekamen. Und da wir Menschen nicht täglich ausschließlich Kohl zu uns nehmen und, wenn überhaupt, dann gekocht – hierbei verliert sich die Bremswirkung auf die Schilddrüse –, können wir auch bei Unterfunktion weiterhin getrost Kohlgerichte zu uns nehmen. Kohl ist nämlich sehr gesund. Das Gleiche gilt für Soja. Man müsste sich schon ausschließlich davon ernähren, um die Schilddrüse ausbremsen zu können.

Wenn man der Schilddrüse über die Ernährung etwas Gutes tun wollte, dann sollte man sich danach richten, was sie zum Produzieren von Schilddrüsenhormonen benötigt, nämlich vordergründig: Jod (nur wenn keine akute Entzündung besteht), Eisen, Selen:

1. **Jod:** über Meeresfisch oder Algen, jodiertes Speisesalz, Milchprodukte.
2. **Selen:** Paranüsse (eine bis zwei pro Tag), Fisch, Eier, Vollkornprodukte.
3. **Eisen:** rotes Fleisch, Fisch, Hülsenfrüchte, grünes Gemüse, Vollkornprodukte oder gute Kombinationen mit eisenhaltigen Lebensmitteln und Vitamin C: Spinat plus Zitronensaft, Linsen plus Paprika und Ähnliches.

Und was Sie sonst noch tun können? – Machen Sie sich vor allem keinen Stress …

Zu guter Letzt

Nun ist es klar. Wir sind eindeutig am Ende dieses Buchs angelangt. Sie haben durchgehalten. Das freut mich. Sie haben mir Ihre Zeit und Ihr Vertrauen geschenkt. Das ehrt mich. Ob meine Idee aufging, Ihnen mit diesem Buch eine Art Gebrauchsanweisung für die eigene Schilddrüsentherapie an die Hand zu geben, das kann ich nur hoffen. Das obliegt Ihrer Einschätzung.

Mein Wunsch war, mit diesem Buch Menschen zu erreichen, die mit ihren Schilddrüsenproblemen allein dastehen, die auf fachärztliche Termine warten, nicht den richtigen Ansprechpartner finden oder täglich Schilddrüsenmedikamente einnehmen, die für sie keine wirkliche Verbesserung der Lebensqualität bringen, aber trotzdem den sicheren Glauben daran haben, dass es für sie (über eine Änderung der Schilddrüsentherapie) einen Weg für mehr Wohlbefinden gibt – und das auch zu Recht.

Das, was mir täglich in der Schilddrüsenpraxis begegnet, habe ich plausibel darzustellen versucht. Mit Zahlen, Werten und, so hoffe ich, aufschlussreichen Beispielen. Ich habe alles gegeben. Trotzdem will ich Ihnen nicht vorenthalten, dass mich beim Schreiben dieses Buchs beständig eine Frage quälte, nämlich die, ob ich es verantworten kann, Ihnen einen Leitfaden für die eigene Schilddrüsentherapie an die Hand zu geben. Es ist schon schwierig, andere Menschen und ihre Schilddrüse zu »verstehen«, auch für mich, obgleich ich das seit vielen Jahren mache. Aber erst recht ist es schwierig, sich selbst und die eigene Schilddrüse zu begreifen, ja, dann auch noch zu diagnostizieren und zu therapieren. Daher zum Ende dieses Buchs mein eindringlicher Rat: Wenn Sie sich nicht ganz sicher sind, was Sie und Ihre Schilddrüse wirklich brauchen, holen Sie sich fachliche Hilfe, ehe Sie loslegen. Danke.

Ich wünsche Ihnen nur das Beste. Mögen Sie mit Kraft und Zuversicht all das umsetzen, was Sie als dienlich aus diesem Buch mitnehmen.

Hilfreiche Adressen

Schilddrüsentherapie

Schilddrüsenpraxis Michael Achilles, Körnerstr. 19/1, 71634 Ludwigsburg, www.praxis-achilles.com, info@praxis-achilles.com

Schilddrüsenpraxis Dr. med. Konrad Achilles, Klammstr. 7, 82467 Garmisch-Partenkirchen, Tel. +49 8821 2541, www.schilddruesenarzt.com, info@achilddruesenarzt.com

Dr. med. Berndt Rieger, Leißnerstr. 66, 08525 Plauen, www.hormonie.org, hormonie@gmx.de

Heilmittel

Schilddrüsentherapeutika/-cremes: Linden-Apotheke, Körnerstr. 19, 71634 Ludwigsburg, Tel. +49 7141 923232, www.linden-apotheke-ludwigsburg.de

- Creme »Schilda 1«: bei entzündeten Schilddrüsen (akute Hashimoto-Thyreoiditis, Morbus Basedow, unspezifische Thyreoiditis usw.)
- Creme »Schilda 2«: zur unterstützenden Behandlung bei Schilddrüsenknoten
- Creme »Schilda 3«: zur Anregung der Schilddrüse bei hypothyreoter Schilddrüsenfunktion (chronische Hashimoto-Thyreoiditis, Hypothyreose usw.)

Bioidentische Hormone/Wechseljahre: Markt-Apotheke Greiff, Am Gasteig 4, 94094 Malching, Tel. +49 8573 969910, www.marktapotheke-greiff.de

Hochwertige Urtinkturen: Ceres Heilmittel AG, Bachtobelstr. 6, 8593 Kesswil (Schweiz), Tel. +41 71 4668282, www.ceresheilmittel.ch

Individualrezepturen (bioidentische Hormone, NDT):

- Apotheke am Schlossplatz, Reichsstr. 49, 53125 Bonn, Tel. +49 228 252289, www.apotheke-am-schlossplatz.de

– Receptura Apotheke, International Compounding Pharmacy, Altenhöferallee 5, 60438 Frankfurt am Main, Tel. +49 69 92880300, www.receptura.de

Schilddrüseextrakt (Thyreogland) und bioidentische Hormone: Klösterl-Apotheke, Färbergraben 12, München, Tel. +49 89 54343211, www.kloesterl-shop.de

Schilddrüsenextrakt (Metavive), online bestellbar: The Natural Choice BV, c/o Freightways, Nijverheidstraat 2, 2222 AV Katwijk ZH, Niederlande, Tel. +31 20 3698580, www.the-natural-choice.com

Laborleistungen (Darm, Hormone)

CENSA – Centrum für Speichelanalyse, CENSA GmbH, Höhenröthstr. 9, 91077 Kleinsendelbach, Tel. +49 9126 2749280, www.censa.de, info@censa.de

Labor Dr. Hauss, Kieler Str. 71, 24340 Eckernförde, Tel. +49 4351 8891720, www.hauss.de/kontakt, info@hauss.de

Jodmangel-Testkits

Testkits, beispielsweise von Cerascreen, können Sie in (Online-) Apotheken erwerben beziehungsweise bestellen oder direkt über: https://www.cerascreen.de/products/jodmangel-test

Anmerkungen

Alle angegebenen Links wurden letztmalig am 25. November 2025 abgerufen.

1 N. N.: »Thyroid Hormones Treatment for Subclinical Hypothyroidism: A Clinical Practice Guideline«, *British Medical Journal,* 365, 14.5.2019, https://www.bmj.com/content/365/bmj.l2006. N. N.: »Internationale Meta-Analyse. Neue Studie zeigt, warum Schilddrüsen-Medikamente häufig unnötig sind«, *Focus Online,* 21.5.2019, https://www.focus.de/gesundheit/ratgeber/medikamente/thyroxin-haeufig-unnoetig-forscher-untersuchen-wirkung-von-schilddruesenmedikament_id_10739045.html.

2 N. N.: »Common Thyroid Medicine Linked to Bone Loss«, Radiological Society of North America, 25.11.2024, https://www.eurekalert.org/news-releases/1065281. Sylwia Ramona Sigas Veras: »Studie zeigt: Bekanntes Schilddrüsen-Medikament soll gefährliche Nebenwirkung haben«, *Frankfurter Rundschau,* 25.12.2014, https://www.fr.de/panorama/studie-zeigt-bekanntes-schilddruesen-medikament-soll-gefaehrliche-nebenwirkung-haben-93437410.html.

3 Birgit Maronde: »Hormon-Schindluder. Viele nehmen L-Thyroxin sinnlos, falsch oder unzureichend ein«, *Medical Tribune,* 20.7.2023, https://medical-tribune.ch/news/medizin/10153031/l-thyroxin-sinnlose-falsche-unzureichende-einnahme/.

4 Jing Wang, Zhichao Chen et al.: »What is the Impact of Stress on the Onset and Anti-Thyroid Drug Therapy in Patients with Graves' Disease: A Systematic Review and Meta-Analysis«, *BMC Endocrine Disorders, 23*(194), 2023, https://doi.org/10.1186/s12902-023-01450-y.

5 Vgl. zum Beispiel Bernd Maire: »Fallstricke der Schilddrüsendia-

gnostik«, o. D., https://www.labor-staber.de/media/Multisite6068/schilddrueseabbott-2009.pdf.

6 Helmut Schatz: »Revolution in der Schilddrüsendiagnostik: Soll TSH von Thyroxin ›entthront‹ werden?«, Medizinische Kurznachrichten der Deutschen Gesellschaft für Endokrinologie, 23.5.2023, https://blog.endokrinologie.net/tsh-thyroxin-4516/.

7 N. N.: »Wenn Salz, dann Jodsalz«, Bundesministerium für Landwirtschaft, *Ernährung und Heimat*, 28.10.2015, https://www.bmel.de/DE/themen/ernaehrung/gesunde-ernaehrung/jodsalz-landingpage/jodsalz-landingpage_node.html.

8 N. N.: »Jod-Hauttest«, *Greatlife DE*, 6.11.2024, https://www.greatlife.de/magazine/jod-hauttest; Quelle: William Nyiri und Marie Jannitti: »About the Fate of Free Iodine Upon Application to the Unbroken Animal Skin«, *Journal of Pharmacology and Experimental Therapeutics*, *45*(1), 1932: 85–107.

9 Ingeborg Bördlein: »Jod gegen Brustkrebs«, *ÄrzteZeitung*, 24.3.2012, https://www.aerztezeitung.de/Medizin/Jod-gegen-Brustkrebs-274063.html.

10 N. N.: »Autoimmunerkrankungen: Höchste Prävalenz bei Hashimoto-Thyreoditis«, Kassenärztliche Bundesvereinigung, 7.11.2024, https://www.kbv.de/praxis/tools-und-services/praxisnachrichten/2024/11-07/Autoimmunerkrankungen-%20H%C3%B6chste%20Pr%C3%A4valenz%20bei%20Hashimoto-Thyreoditis.

11 Birgit Maronde: »Kein Nutzen durch Selen bei der Hashimoto-Autoimmunthyreoditis«, *Medical Tribune*, 13.4.2025, https://www.medical-tribune.de/medizin-und-forschung/artikel/kein-nutzen-durch-selen-bei-der-hashimoto-autoimmunthyreoditis.

12 N. N.: »Neue Erkenntnisse zur Wirkung von ›braunem Fett‹ beim Menschen«, Medizinische Universität Wien, 29.4.2020, https://www.meduniwien.ac.at/web/ueber-uns/news/detailseite/2020/news-im-april-2020/neue-erkenntnisse-zur-wirkung-von-braunem-fett-beim-menschen/.

13 Christian Sommerauer, Carlos J. Gallardo-Dott et al.: »Estrogen Receptor Activation Remodels *TEAD1* Gene Expression to Alleviate Hepatic Steatosis«, *Molecular Systems Biology, 20,* 2024: 374–402, https://www.embopress.org/doi/full/10.1038/s44320-024-00024-x. Goh Eun Chung, Jeong Yoon Yim et al.: »The Influence of Metabolic Factors for Nonalcoholic Fatty Liver Disease in Women«, *Biomedical Research International,* 2015, 131528, https://pubmed.ncbi.nlm.nih.gov/25973422/.

14 M. Schmidmayr, U. Magdolen et al.: »Progesteron verstärkt die Differenzierung primärer humaner Osteoblasten in Langzeit-Kulturen«, *Geburtshilfe und Frauenheilkunde, 68*(7), 2008: 722–728, https://www.thieme-connect.com/products/ejournals/abstract/10.1055/s-2008-1038711.

15 Joachim Feldkamp: »Die Schilddrüse – ein Spiegel der Seele? Wechselwirkungen zwischen Schilddrüsenfunktion und Psyche«, Ars Medici Dossier VIII, 2006, erstmals erschienen in *Der Allgemeinarzt, 18,* 2005, https://www.rosenfluh.ch/media/arsmedici-dossier/2006/08/Die-Schilddruese-ein-Spiegel-der-Seele.pdf.

16 Ebenda.

17 Hans Udo Zieren: »Pioniere der Schilddrüsenmedizin«, Deutsches Schilddrüsenzentrum, 2025, https://www.deutsches-schilddruesenzentrum.de/pioniere-der-schilddruesenmedizin/.

18 Michael Weissel: »Rolle der bioidenten Schilddrüsenhormone in der Behandlung der Hypothyreose: Ein Update«, *Journal für Klinische Endokrinologie und Stoffwechsel, 12,* 2019: 159–164, https://link.springer.com/article/10.1007/s41969-019-0071-x.

19 Ebenda.

20 George R. Murray: »Note on the Treatment of Myxœdema by Hypodermic Injections of an Extract of the Thyroid Gland of a Sheep«, *British Medical Journal, 2*(1606), 1891: 796 f., https://pmc.ncbi.nlm.nih.gov/articles/PMC2273741/.

21 Hans Udo Zieren, a. a. O.

22 Michael Weissel, a. a. O.

23 Elizabeth McAninch und Antonio C. Bianco: »History and Future of Treatment of Hypothyroidism«, *Annals of Internal Medicine,* 11.8.2016, https://pmc.ncbi.nlm.nih.gov/articles/PMC4980994/.

24 N. N.: »Levothyroxine Market Outlook 2034«, *Transparency Market Research,* 27.6.2024, https://www.transparencymarketresearch.com/levothyroxine-market.html.

25 Andreas Lundh, Joel Lexchin et al.: »Industriesponsoring und Forschungsergebnisse«, *Cochrane Kompakt,* 16.2.2017, https://www.cochrane.org/de/MR000033/METHOD_industriesponsoring-und-forschungsergebnisse.

26 N. N.: »Transparency Deutschland fordert lückenlose Aufklärung der Causa ›Lex Lilly‹«, Transparency International Deutschland e. V., 14.10.2024, https://www.transparency.de/aktuelles/detail/article/medizinforschungsgesetz-1.

27 Tania Röttger: »Impfpatente: Wie die Pharmalobby die Bundesregierung auf Linie brachte«, abgeordnetenwatch.de, 2.9.2022, https://www.abgeordnetenwatch.de/recherchen/lobbyismus/impfpatente-wie-die-pharmalobby-die-bundesregierung-auf-linie-brachte.

28 Hellmuth Nordwig: »Leitlinien in der Medizin: Goldstandard oder Goldesel?«, Deutschlandfunk Kultur, 16.12.2021, https://www.deutschlandfunkkultur.de/leitlinien-in-der-medizin-100.html.

29 N. N.: »DEGAM-Leitlinie: Erhöhter TSH-Wert in der Hausarztpraxis«, AWMF-Register-Nr. 053–046, Kurzversion, 6/2016, überarbeitet 4/2023, https://register.awmf.org/assets/guidelines/053-046k_S2k_Erhoehter-TSH-Wert-in-der-Hausarztpraxis_2023-07.pdf.

30 Geertruida E. Bekkering, Thomas Agoritsas et al.: »Thyroid Hormones Treatment for Subclinical Hypothyroidism: A Clinical Practice Guideline«, *British Medical Journal,* 14.5.2019: 365:I2006, https://pubmed.ncbi.nlm.nih.gov/31088853/.

31 Michael Weissel, a. a. O.

32 N. N.: »Study Finds Bone Density Loss Associated with Levothyro-

xine«, *Medical Life Sciences,* 25.11.2024, https://www.news-medical.net/news/20241125/Study-finds-bone-density-loss-associated-with-levothyroxine.aspx.

33 John M. Evron, Scott M. Hummerl et al.: »Association of Thyroid Hormone Treatment Intensity With Cardiovascular Mortality Among US Veterans«, *JAMA Network Open, 5*(5), 2022: e2211863, https://pubmed.ncbi.nlm.nih.gov/35552725/.

34 N. N.: »Desiccated Thyroid Extract (DTE) Market Size, Share, Growth, and Industry Analysis, By Types (Adult, Child), Applications (Finished Drug, Compound Medicine) and Regional Insights and Forecast to 2033«, 2024, https://www.globalgrowthinsights.com/market-reports/desiccated-thyroid-extract-dte-market-107424?utm.

35 Thanh D. Hoang, Cara H. Olsen et al.: »Desiccated Thyroid Extract Compared with Levothyroxine in the Treatment of Hypothyroidism: A Randomized, Double-Blind, Crossover Study«, *Journal of Clinical Endocrinology and Metabolism, 98*(5), 2013: 1982–1990, https://pubmed.ncbi.nlm.nih.gov/23539727/.

36 Adrian H. Heald, Peter Taylor et al.: »Natural Desiccated Thyroid for the Treatment of Hypothyroidism?«, *Frontiers in Endocrinology* (Lausanne), 14, 2024: 1309159, https://pubmed.ncbi.nlm.nih.gov/38260143/.

37 United States Pharmacopeial Convention (Hg.): *U.S. Pharmacopeia and National Formulary (USP 47–NF 42, Issue 1),* Rockville, Maryland, 2024.

38 N. N.: »Metavive & Adrenavive«, Procepts Nutrition, Leaflet, o. D., https://www.the-natural-choice.com/documents/Procepts-Metavive-&-Adrenavive-Leaflet.pdf.

39 Hans Udo Zieren: »Aktualisierte Leitlinie: Erhöhter TSH-Wert«, Deutsches Schilddrüsenzentrum, 19.1.2024, https://www.deutsches-schilddruesenzentrum.de/aktualisierte-leitlinie-erhoehter-tsh-wert/.

40 N. N.: »Common Thyroid Medicine Linked to Bone Loss«, a. a. O.

Michael Achilles

DIE SCHILDDRÜSEN-FORMEL

Wie Frauen ihr unterschätztes und oft überfordertes Organ schützen und heilen

Alles, was Frauen über die Schilddrüse wissen sollten – wissenschaftlich fundiert und ganzheitlich

Die Aufgabe der Schilddrüse ist es, Körper und Seele in Balance zu bringen und Hormone, Stoffwechsel und Nervensystem zu regulieren. Die Schilddrüse ist auch ein Warnschild, das auf Mehrbelastung hinweist. Folgen können Erschöpfung, Gewichtszunahme, Konzentrationsprobleme, mangelnde Energie, unerfüllter Kinderwunsch und vieles mehr sein. Der ganzheitliche Schilddrüsenexperte Michael Achilles erklärt, welche Stoffe das Organ braucht, um optimal zu funktionieren, und was man bei Fehlfunktionen alternativ tun kann. Sein Hauptaugenmerk liegt auf den verschiedenen Lebensaltern der Frau und den damit verbundenen (hormonellen) Herausforderungen.

KNAUR
MENSSANA

Dr. med. Franziska Rubin

11 NATURHEIL-MITTEL ERSETZEN EINE APOTHEKE

200 Anwendungen
für fast alle Beschwerden

Nur 11 Naturheilmittel –
und für Ihre Gesundheit ist gesorgt!

Die Bestsellerautorin Dr. med. Franziska Rubin bietet mit ihrem neuen Gesundheitsratgeber eine effektive Naturheilmittel-Apotheke, in der mit nur 11 Naturheilmitteln alle wichtigen gesundheitlichen Beschwerden behandelt werden können. Jedes der 11 Naturheilmittel, wie zum Beispiel Zitrone, Salz, Wasser und Thymian, wird mit seinen heilenden Wirkeigenschaften erklärt. Danach wird mit 200 Anwendungen gezeigt, wie die 11 Naturheilmittel als Hausmittel eingesetzt werden können. Tees und Tinkturen, Wickel und Sirup, Salben, Kompressen und Öle lassen sich sehr leicht selbst herstellen. Alle Mittel sind günstig, überall erhältlich und lange haltbar. Wer sie zu Hause hat, ist für jede gesundheitliche Beschwerde bestens gewappnet.

KNAUR.LEBEN